당신의 노화 시계를 늦추는 물리법칙

네겐트로피 에이징

당신의 노화 시계를 늦추는 물리법칙

네겐트로피 에이징

첫째판 1쇄 인쇄 | 2024년 10월 28일
첫째판 1쇄 발행 | 2024년 11월 7일

지 은 이 김문찬
발 행 인 장주연
출 판 기 획 이성재
책 임 편 집 배진수
표지디자인 전재진
발 행 처 군자출판사(주)
　　　　　등록 제4-139호(1991. 6. 24)
　　　　　본사 (10881) **파주출판단지** 경기도 파주시 회동길 338(서패동 474-1)
　　　　　전화 (031) 943-1888　　팩스 (031) 955-9545
　　　　　홈페이지 | www.koonja.co.kr

ISBN 979-11-7068-191-5 (03510)

정가 18,000원

Negentropy Aging

네겐트로피
에이징

노화의 엔트로피, 어떻게 해야 늦출 수 있을까?

김문찬(울산대병원 교수)
지음

어떻게 하면 엔트로피의 증가 속도를 줄일 수 있을까?

엔트로피 법칙! 이제 새로운 세계관이 떠오르고 있다. 이 세계관은 역사를 구성하는 틀로써의 기계론을 결국 대체하게 될 것이다. 아인슈타인은 엔트로피 법칙을 "모든 과학에 있어 제1법칙"이라고 했다.

– 제레미 리프킨,《엔트로피》. 세종연구원. 2017

우주 안의 모든 것은 일정한 구조와 가치로 시작해서 무질서한 혼돈과 낭비의 상태로 나아가며, 이 방향을 거꾸로 되돌리는 것은 불가능하다. 이것이 '엔트로피 법칙(열역학 제2법칙)'이다. 열역학 제2법칙에 관한 강의를 들은 것은 예과 2학

년 때였다. 그리고 그해 겨울방학 때 '제레미 리프킨'의 《엔트로피》를 처음 읽었다. 긴 겨울방학 중인지라 교정은 텅 빈 채로 황량했고 찢겨진 채 흔들거리는 각종 현수막과 이리저리 바람에 쏠리는 낙엽들만이 황량한 풍경의 일각(一角)을 이루며 텅 빈 교정에 적막감을 더하고 있었다. 텅 빈 교정과는 달리 중앙 도서관은 오히려 학생들로 붐볐다. 열람실은 물론이고 휴게실마다 학생들로 가득했다. 딱히 갈 곳이 없는 학생들은 도서관에 다 모여 있는 듯 했다. 나도 그들 중 한명이었다. 겨울 방학 내내 그곳은 내게 가장 편안한 안식처가 되어 주었다. 여름방학 때도 마찬가지였다. 여름에는 에어컨 덕분에 시원해서 좋았고 겨울에는 따뜻해서 좋았다. 자판기 커피용 동전 몇 개와 읽을 책 한권이면 종일 머물기에도 부족함이 없었다.

내가 이때 읽었던 '제레미 리프킨'의 〈엔트로피〉는 1985년 원음출판사에서 처음 출판한 〈엔트로피 I〉이었다. 이것이 이 책을 쓰게 된 동기가 될 줄은 그땐 전혀 몰랐다. 집필을 결심하면서 나는 다시 이 책을 꺼내 들었다. 책장은 누렇게 변해 있었고 활자는 작아서 읽기에도 불편했으며 책에서는 오래된 책 특유의 쾌쾌한 냄새가 났다. 그래서 가장 최근(2017)에 세종연구원에서 재발행된 것을 구입하여 찬찬히 다시 읽었다. 재발행된 신간은 편집만 달리 했을 뿐 내용은 그대로였고 활자는 이전보다 커서 읽기에도 편했다.

우린 모두 열린 시스템(open system)이다

봄이 소멸해간 공간에는 어느새 푸른 잎들로 가득하다. 아침 햇살을 받아 빛을 발하는 평범한 잎들이 마치 처음 보는 것처럼 새롭다. 자의식이 물러나야 보인다던 늘 보던 것들의 새로움이란 바로 이런 것일까. 봄꽃이 소멸해간 자리에는 열매가 맺었고, 짙은 밤꽃 향기를 내뿜으며 존재감을 과시하던 밤나무 숲에는 이름 모를 새들과 벌레들의 울음소리로 가득하다. 가끔씩 수꿩이 홰를 치고 멀리서 뻐꾸기가 운다. 어디선가 멧비둘기 구성진 울음소리가 바람에 실려 들판 저 너머로 퍼져간다. 여름의 숲과 들판은 새롭게 피어나는 어린잎들의 향기로 가득하다. 새롭게 생겨나는 것들이 소멸해간 것들의 빈자리를 채우며 생성과 소멸은 끊임없이 반복될 것이지만, 여름의 숲과 들판에서는 소멸해간 것들의 빈자리가 드러나지 않는다.

엔트로피 법칙(열역학 제2법칙)은 19세기 후반에 형성된 과학이론이다. 과학자들이 '엔트로피 법칙'에 대해 생각할 때마다 떠올리는 문제는 이 법칙이 어디까지 적용이 가능한가였다. 엔트로피(entropy)라는 개념을 통계학적으로 기초지은 최초의 물리학자인 '루트비히 볼츠만(Ludwig Boltzmann)'은 폐쇄계(closed system)에서는 엔트로피 법칙이 보편적으로 적용됨을 시인했으나, 살아있는 유기체와 같은 열린계(open system)

에서는 이 법칙이 고스란히 적용되지 않는다고 보았다. 엔트로피의 증가 속도를 줄일 수도 있다는 것이다. 엔트로피의 증가 속도를 줄인다는 것은 소멸을 향해가는 속도를 줄인다는 의미다. 한 여름의 숲과 들판처럼 우리는 모두 열린 시스템이다.

어떻게 하면 엔트로피의 증가 속도를 줄일 수 있을까?

우리가 경험하고 상상했던 것들이 과학적 가설로 채택되어 지금도 끊임없는 반증의 과정을 거쳐 가고 있다. 의심 없이 받아 들여졌던 것들이 반증되기도 하고 때론 반대의 현상이 일어나기도 한다. 이와 같은 반증의 과정을 거치면서 과학은 끊임없이 진보하는 것이다. 측정할 수 없던 것들이 측정되기 시작했고 이와 함께 새로운 과학이론들이 속속 등장하고 있다. 기도가 치유를 가져올까? 물질이 마음에 영향을 미친다면 마음도 물질에 영향을 미칠까?

독일의 발생학자인 한스 드리슈(Hans Driesch, 1867-1941)는 오로지 물리학과 수학의 법칙들로만 발생을 설명하겠다는 철저한 자연주의적 전망으로 실험에 착수했었다. 그러나 그는 발생의 복잡성에 너무나도 압도되어 모든 자연주의적 설명을 버리게 된다. 드리슈는 영혼과 비슷한 모종의 원리가 있어야만 그 복잡한 과정을 설명할 수 있다고 생각했고 결국 '드리슈'는 생물학을 버리고 철학을 택했다. 그러나 생명체라고 해서 엄연한 물리학적 법칙을 비켜갈 수는 없다. 자연과학은 모든 현상을 환원론적으로 접근하여 그것의 원인과 결과를 규명한다. 과거에는 몸과 마음을 별개로 보았다. 그러나 현대과학은 fMRI를 통해 기쁘거나 슬픈 감정을 느낄 때 뇌에서도 변화가 일어남을 보았다. 감정은 마음이고 뇌는 몸이다. 몸이 변하면 마음도 변하고 마음이 변하면 몸도 변하는 것을 fMRI를 통해 입증한 것이다.

엔트로피 법칙은 생자필멸의 법칙이다. 모든 것이 유한한 존재임이 분명하지만 인간은 스스로 시스템 내부의 질서를 증대시키는(엔트로피의 증가 속도를 줄이는) 방향으로 진화해 왔고, 또한 인간에게는 물질세계의 속박을 뛰어넘는 정신세계가 있다. 이미 오래 전에 정신분석학자인 칼 융(Carl Jung,1875-1961)은 물리학적 법칙이 우리의 정신영역에도 똑같이 적용되는 것으로 예측한 바 있다. 이것은 쌍방향으로 작용하여 인간의 의식이 엔트로피 법칙에도 영향을 미친다는 의미다. 이 책 제1장은 엔트로피 법칙과 노화에 대하여, 제2장에서는 엔트로피의 증가 속도를 줄이기 위해서 구체적으로 우리가 무엇을 어떻게 해야 되는지를 과학적 근거에 입각해서 정리했고, 마지막 3장은 몰입(flow)이론의 창시자 '칙센트미하이'가 정의한 심리적 엔트로피와 심리적 엔트로피를 줄이는 방법을 기술했다.

　책이라면 풍부한 내용과 독창성을 갖춰야 하는데 나의 능력이 거기에 미치지 못함이 글을 쓰는 내내 아쉬웠다. 여러 내용을 다른 이의 책에서 빌려왔고, 아주 일부는 이전에 내가 쓰고 출판된 글들이어서 이미 읽은 분들도 있을 것이다. 이분들께는 널리 양해를 구한다.
　끝으로 이 책이 널리 읽혀 많은 분들이 엔트로피의 증가 속도를 줄임으로써 보다 천천히 늙어가길 바란다.

김문찬

Chapter.1
무엇이 노화의 원인인가?

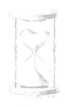

Chapter.2
노화의 엔트로피, 어떻게 낮출까?

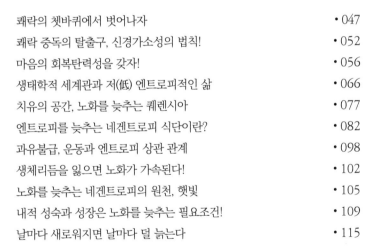

Chapter.3
마음을 다스려야 몸의 노화도 늦춰진다!

〈부록〉
저(低) 엔트로피적인 삶을 향한 동양의 가르침

Chapter.1

무엇이
노화의
원인인가?

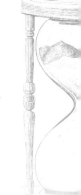

고령화 속도와
건강연령

    소득수준이 향상되고 의학기술이 발달되면서 한국인의 기대수명은 계속 꾸준히 증가하고 있다. 2022년 기대수명이 전년대비 1년 줄었지만 이는 코로나 때문인 것으로 결론 지워졌다. 기대수명의 증가와 함께 한국 사회의 고령화 속도 또한 점점 빨라지고 있다. 통계청 자료를 보면 2011년부터 2021년까지는 65세 이상 고령 인구가 해마다 거의 29만 명씩 늘어났지만, 2022년부터는 거의 50만 명 가까이 (2022년 898.1만 명, '23년 943.6만 명, '24년 993.8만 명) 노인인구의 증가 속도가 점점 가팔라지고 있다. 지금 추세라면 20년 후인 2041년에는 노인인구가 전체 인구의 33.4%로 인구 셋 중 한 명은 노인이 된다.

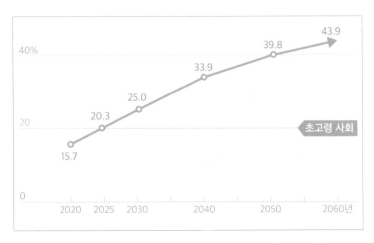

<그림 1> 우리나라 65세 이상 고령 인구 비중 증가 추이(자료: 통계청)

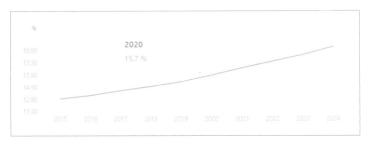

<그림 2> 고령인구 비율(자료: 통계청)

　　건강하게 오래 산다는 것은 축복이 아닐 수 없다. 문제는
건강하게 사는 구간이 점점 줄어든다는 점이다. 통계청 자료
에 따르면 2020년 한국인의 건강수명은 66.3년이었는데,
2022년에는 65.8년으로 0.5년 감소했으며 질병관리청이 공
개한 2020년 건강수명 70.9년과 비교하면 무려 5.1년이나

감소했다. 기대 수명에서 건강수명을 뺀 기간이 유병기간이다. 2022년을 기준으로 따져보면 (기대수명이 82.7년-건강수명 65.8년 = 16.9년) 유병기간은 무려 16.9년이 된다.

사회가 점점 복잡해지면서 갈등은 점점 증폭되고 있으며 날로 바빠지는 일상과 이로 인한 스트레스, 술과 음식에 대한 탐닉, 건전한 취미활동과 운동 대신 유튜브와 가상공간에서의 시간, 전자기기상에서 매일 새롭게 쏟아져 나오는 각종 게임과 플랫폼 등은 청소년은 물론이고 점점 우리를 탐닉과 쾌락의 공간 속으로 인도하고 있다. 이 모든 것들이 한국인의 건강수명을 위협하고 있는 것이다. 건강수명은 줄어들고 유병기간이 늘어났다는 것은 보통 심각한 문제가 아니다. 유병기간은 대부분 노년기에 집중된다. 모든 것을 고려하더라도 이대로라면 현재 한국인들의 마지막 10년은 질병으로 신음하다가 삶을 마감해야 하는 것이다. 죽음을 두려워하는 것은 어리석은 일이라고 말했지만, 실로 끔찍한 일이 아닐 수 없다.

황혼녘의 노부부가 필자의 진료실로 들어온다. 팔순을 넘긴 나이임에도 부부 모두 혈색도 좋고 꼿꼿한 자태는 10년 전이나 지금이나 조금도 흐트러짐이 없다. 특별한 질환이 없는데도 매년 건강검진을 위해 필자의 진료실을 찾는 분이다. 결과 상담을 할 때면 부부는 자신보다 배우자의 검진결과를 더 궁금해 한다. 이는 어느 부부나 마찬가지일 것이다. 몇 번

씩이나 검사결과가 양호하다는 다짐을 받고서야 밝은 표정으로 인사를 하며 진료실 문을 나선다. 노부부가 복용하는 약이라고는 부부모두 고지혈증관리를 위한 단 한 알의 알약뿐이다. 나와 노부부와의 인연은 벌써 20년이 넘었다. 나는 이 부부가 지금처럼 황혼녘의 아름다운 노을 속으로 느리게 더욱 느리게 저물어갔으면 좋겠다.

가을이 되어서야 풍경도 늙어간다는 것을 알겠다. 인적이 드문 들길은 점점 좁아져 굽어가고, 흔적만 남은 오솔길은 곧 자연 속으로 소멸할 것이다. 만추의 노변(路邊)마다 어느새 피어난 은빛 억새가 가을바람을 따라 출렁이고 올해도 그 곁에는 하얀 구절초가 피어났다. 억새가 피면 구절초도 피어나고 억새가 지면 구절초도 진다. 억새는 꼭 시골 할머니 같고, 앙증스레 피어난 구절초 하얀 들꽃은 할머니 곁에 선 꼭 어린 손녀 같다. 출렁이는 억새 위로 가을의 빛들이 쏟아진다. 산정(山頂)에서 시작된 소슬바람이 출렁이는 빛들을 몰고 들판 저편을 향해 불어간다. 바람이 불면 억새는 주저 없이 바람을 불러들이고 바람과 함께 은빛 꽃망울을 봉화처럼 피워 올린다. 그러므로 억새는 바람이 피워낸 바람의 꽃인 것이다. 억새가 피어난 들판마다 은빛 물결이 출렁인다. 봄 풍경의 절정이 연두의 물결이었다면 가을의 절정은 억새가 은빛으로 출렁일 때다. 억새가 몸을 흔들어 모든 홀씨를 허공에 날려 보내고 나면 절정의 은빛물결도 자취를 감춘다.

절정의 순간에 소멸을 예감하기란 결코 쉬운 일이 아니라고 했다. 사실 그랬다. 연두로 물결치는 봄의 절정에서도 그러했고 한 여름 무성했던 녹음은 영원할 것만 같았다. 하지만 억새는 은빛으로 피어난 절정의 순간부터 소멸을 예감케 하는 흔하디흔한 가을의 들꽃이다. 모든 홀씨를 바람에 실어 날려 보낼 때, 억새는 영혼처럼 반짝이며 은빛의 절정으로 가을과 함께 소멸하는 것이다. 억새 같은 삶이 또 있을까.

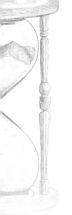

우리는 왜 늙는 것일까?
문제는 엔트로피다!

노화이론

노화란 단순한 나이듦(aging)이 아니라 신체기능의 쇠퇴, 즉 노쇠(senescence)를 의미한다. 나이듦은 어쩔 수 없는 것이지만 노쇠는 단순한 과정이 아니다. 노쇠 정도가 어느 한계점을 넘으면 생리적인 문제는 물론이고 위험에 대처하는 방어능력 또한 감퇴된다. 사소한 감염에서 암에 이르기까지 수많은 질병의 발생위험이 증가하고 있다. 일단 질병이 발생하게 되면 노화의 속도는 놀라울 정도로 가속된다. 그렇다면 노화현상은 왜 일어나는 것일까?

노화이론은 크게 유전적 노화이론과 비유전적 노화이론으로 나눌 수 있는데, 유전적 노화이론이란 태어나는 순간 이미 유전자에 노화과정이 프로그램화 되어 있다는 것이다. 인간염색체 끝단에는 비 암호화된 DNA 조각이 있는데 이것을 '텔로미어(telomere)'라고 한다. 텔로미어는 세포분열이 일어날 때마다 조금씩 짧아져서 어느 한계점에 도달하면 세포는 분열을 멈추게 된다. 텔로미어의 길이가 점점 짧아져 세포분열이 줄어들면 세포사멸이 세포재생을 초과하게 되는데 이때부터 노화현상이 시작된다. 세포분열이 멈추는 순간 생명의 시계도 멈춘다. 텔로미어의 길이가 긴 쥐들이 텔로미어의 길이가 짧은 쥐들보다 오래 사는 것도 이 때문이다. 그러나 텔로미어의 길이가 노화의 원인인지 노화의 결과인지는 아직 밝혀지지 않았다. 과학계는 노화의 산물일 가능성에 무게를 둔다. 분명한 것은 텔로미어 이론도 다른 이론들처럼 하나의 가능성에 불가한 것이다.

노화이론에서 빼놓을 수 없는 또 하나의 이론은 바로 자유유리기 이론(free radical theory)다. 노화의 가장 유명한 이론인 이 이론은 노화의 초창기이론으로서 1950년대 생화학자였던 데넘 하먼(Denham Harman)이 쌍을 가지지 못한 산소분자(자유 유리기)가 일부 생체 조직에서 일으키는 화학적 변화를 보고 제안 한 것이다. 자유유리기(free radical)는 강력한 산화제로서 세포에 손상을 가한다는 세포수준의 연구결과는 사실이지만, 사람의 몸은 실험실에서 조정하는 그 정도의 활성산소에 노출되지 않는다. 우리가 일상생활에서 늘 방사선에 노출되지만 그 정도의 방사선은 인체에 아무런 악영향을 끼치지 않는 것과 같은 이치다. 더구나 운동을 하면 자연스레 우리 몸에서 활성산소가 만들어 지는데 이는 미토콘드리아 내에 쌓인 노폐물 제거한다. 미토콘드리아는 자체 유전자를 가진 우리 몸의 발전소다. 당과 지방 등의 영양소를 분해해서 에너지 생산하는 곳이다. 미토콘드리아의 기능이 저하되면 에너지 생성과 효율이 저하되고 그 결과 여러 가지 문제를 일으킨다. 미토콘드리아는 만성질환 및 기타 노화의 측면에서 핵심적인 역할을 하는데 우리 몸에서 만들어진 활성산소가 미토콘드리아를 보호하는 것이다. 뿐만 아니라 우리 몸에서 만들어진 활성산소는 외부에서 침입한 병원체를 무력화시키는데도 중요한 역할을 한다. 이외에도 축적된 노폐물이 정상적인 세포기능을 방해함으로써 노화현상이 생긴다는〈노폐물 누적이론〉, 화학반응이나 방사능 등의 영향으로 정상적인 세포분열이 지장을 받아 노화현상이 발생한다는〈교차연결이론〉, 너무 과용하여 신체 각 기관의 마모가 촉진되어 노화가 진행된다는 '마모이론(wear and tear theory)' 등, 노화이론은 차고 넘치지만 노화의 원인과 과정을 정확하게 규명한 이론은 아직 없다.

참고로 노화이론을 바탕으로 개발된 여러 항노화제가 노화를 막아준다는 근거는 어디에도 없다. 자유 유리기 이론을 바탕으로 한 수많은 형태의 항산화제도 마찬가지다. 단지 밑

음만 만연한 상태다. 텔로미어의 길이를 연장시켜 노화를 역전시킬 수 있다는 텔로머라제(telomerase)는 효과는커녕 인위적으로 주입될 경우 오히려 암을 유발시킬 수 있다. 줄기세포를 활용한 회춘과 재생도 마찬가지다. 현재 일본과 우리나라 아주 일부에서 시행되고 있는 줄기세포치료라는 것은 사람의 혈액을 뽑아 피 속의 중간엽줄기세포를 분리한 다음에 이를 증식시켜서 다시 자기 체내로 넣는 것을 말하는데, 자기 세포를 다시 자기 몸에 넣는 것이므로 잘 해야 본전이다. 오히려 출혈과 감염의 위험성만 존재할 뿐이다.

텔로미어의 존재를 발견하고 '헤이플릭 한계'를 규명함으로써 2009년 노벨생리의학상을 수상한 블랙번(E. Blackburn) 교수는 텔로미어의 길이를 늘이기 위해서는 생활습관을 바꾸라고 했다.

> 현대의학이 아무리 발전해도 열역학 법칙을 거스르기란 쉽지 않다. 결국 만물은 엔트로피가 낮은 상태에서 높은 상태로 이행하기 마련이다. 우리 몸도 예외가 아닌 탓에 세월과 함께 쇠약해질 수밖에 없다.
>
> -세르게이 영, 이진구 옮김, 《역노화》, 도서출판 길벗, 2023-

이 책은 노화를 엔트로피와 연관지어 설명하고자 한다. 우주안의 모든 존재는 '엔트로피 법칙'이라는 과학법칙을 피해

갈 수 없다. 시스템 내부의 질서는 시간이 흐름과 함께 점차 무너진다는 것이 '엔트로피 법칙'이다. '엔트로피(entropy)'란 시간의 흐름과 함께 증가하는 무질서의 정도를 말하고, 엔트로피가 최대점에 이르는 순간 모든 시스템은 붕괴된다. 인간의 수명이 120세까지 늘 수 있다고 최초로 주장한 의학자인 알렉스 컴포트(Alex Comfort) 교수는 노화는 신진대사로 인한 본질적이고 불가피한 부작용으로 인하여 신체적 정신적 저하를 일으키는 과정이라고 했다(세르게이 영, 이진구 옮김, 《역노화》, 도서출판 길벗, 2023.) 신진대사로 인해 생긴 불가피한 부작용이 바로 엔트로피다.

엔트로피란 무엇인가?

노화는 신체 내부의 무질서의 정도를 반영하는 지표다. 노화가 많이 진행되었다는 것은 신체 내부의 무질서의 정도가 심하다는 것이다. 그러므로 엔트로피의 증가 속도가 빨라지면 노화의 속도가 빨라지는 것은 당연한 이치다.

노화의 속도가 인체를 이루는 기관마다 다르고 사람마다 다른데, 이는 시스템 내부의 엔트로피 증가 속도가 각각 다르기 때문이다. 엔트로피 법칙을 좀더 자세히 살펴보면, 1865년 물리학자인 루돌프 클라우지우스(Rudolf Clausius)는 열역학 제1법칙과 제2법칙을 발표하였다. 열역학 제1법칙은 우리가 이미 잘 알고 있는 '에너지보존의 법칙'을 말하고, 열역학 제2법칙이 바로 '엔트로피 법칙'이다. 실제로 엔트로피 개념의 정의는 지금도 매우 난해한 것이지만 1877년 루트비히 볼츠만(Ludwig Boltzmann)에 의해 수학적인 관계식이 유도되면서 엔트로피의 물리적 개념이 정립되었다. 엔트로피란 시스템 내부의 무질서의 정도를 나타내는 상태량이다. 엔트로피는 온도처럼 측정할 수 있는 객관적이고 구체적인 물리적인 양이며 cal/℃ 단위로 측정된다. 볼츠만과 기브스가 통계물리학 연구를 통해 밝혀낸 등식은 다음과 같다.

$$\triangle E \;=\; k \log D$$

(엔트로피)

이때 k는 볼츠만 상수(k=3.2983x10-24cal/℃)이고, D는 해당 물체의 원자적인 무질서의 정도를 나타내는 양이다. 에너지 보존의 법칙에 의하면 에너지의 손실 없이 A에서 B로 100%의 에너지 전환은 불가능하다. 에너지의 전환이 일어날 때마다 소실되는 이 무용한 에너지의 양만큼 시스템 내부의 무질서의 정도는 증가한다는 것이 엔트로피 법칙이다. 우리는 음식의 형태로 에너지를 섭취하고 신진대사를 통해 섭취한 에너지를 다양하게 전환시키면서 생명활동을 영위하고 있다. 그러므로 우리가 신진대사를 통해 생명현상을 유지하는 한 엔트로피는 끊임없이 증가하고 있는 것이다. 이것이 바로 알렉스 컴포트(Alex Comfort)교수가 지적한 신진대사로 인해 생긴 본질적이고 불가피한 부작용인 것이다. 현재로선 인체 내부의 엔트로피의 정도를 정확하게 측정할 수 있는 방법은 없다. 그러나 엔트로피의 증가 속도가 빠르면 우리 몸은 그 만큼 불안정해지고 엔트로피가 최대가 되는 점에서 생명은 끝난다는 것은 분명한 과학적 사실이다〈그림1〉.

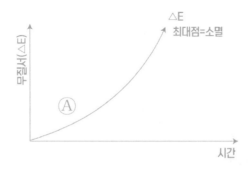

〈그림1〉. 시간의 흐름과 함께 무질서도가 증가하여 엔트로피(△E)가 최대점에 이르면 A는 소멸된다. (위 그림은 정확한 수학적 관계식에서 도출된 그래프가 아니라 독자의 이해를 돕기 위해 단순화한 그림이다. 본문의 나머지 그래프도 마찬가지이다.)

우주는 물론이고 우주 안의 모든 시스템은 엔트로피 법칙으로부터 벗어날 수 없다. 무질서의 정도는 시간과 함께 항상 증가한다. 이것은 비가역적인 반응으로 시간을 거꾸로 돌리지 않는 한 엔트로피를 역으로 돌릴 수는 없다. 그러므로 우주는 물론이고 우주 안의 모든 존재는 유한할 수밖에 없는 것이다.

한 가지 반가운 사실은 엔트로피의 증가 속도를 줄일 수 있다는 것이다. 엔트로피의 증가 속도를 줄인다는 것은 그만큼 소멸의 시간을 늦출 수 있다는 의미다. 어떻게 하면 엔트로피의 증가 속도를 줄일 수 있을까? 이것이 앞으로 전개될 이 책의 내용이다.

문명비평가로 알려진 '제러미 리프킨(Jeremy Rifkin)'은 엔트로피 법칙을 충분히 이해하면 인생관이 바뀔 것이라고 했다. 그는 이 법칙을 통해서 우주를 지배하는 최고의 원리를 이해하게 되며, 우리의 궁극적인 운명을 알게 된다고 했다. 동시에 우리가 이제 무엇을 어떻게 해야 할지에 대한 확신도 얻는다고 했다. 엔트로피 법칙은 앞으로 일어날 일의 전개 방향을 알려주기 때문이다.

엔트로피 법칙을 통해서 인류는 우주 안의 모든 것은 일정한 구조와 가치로 시작해서 점차 무질서한 혼돈의 상태로 나아간다는 것을 알게 되었다.

인간이 행하는 모든 물리적인 활동은 에너지보존의 법칙(열역학 제1법칙)과 엔트로피 법칙(열역학 제2법칙)에 철저히 지배된다. 모든 것이 유한하고 태어난 것은 반드시 죽는다는 생자필멸의 법칙이 바로 '엔트로피 법칙'이다. 서문에서 밝혔듯이 아인슈타인은 엔트로피의 법칙을 "모든 과학의 제1법칙"이라 칭송했다.

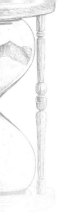

내 몸속 엔트로피의
증가 속도를 줄여라

생명현상을 유지하는 생명체는 끊임없이 자신의 엔트로피를 증가시킨다. 따라서 태어난 것은 모두 시간의 흐름과 함께 소멸을 향해 나아가고 있는 것이다. 생명체가 일정기간 죽음으로부터 멀리 떨어져 있을 수 있는 이유는 환경으로부터 끊임없이 음의 엔트로피(네겐트로피)를 끌어들이기 때문이다.

– 에르빈 슈레딩거, 《생명이란 무엇인가–정신과 물질》, 궁리출판, 2017

엔트로피 법칙은 열린 시스템 속에서는 전혀 다른 양상으로 전개될 수도 있다(open system theory). 엔트로피는 고립되거나 폐쇄된 시스템(closed system) 속에서는 항상 증가하지만 고립된 시스템이 아닌 열린 시스템(open system)에서는 일반적으로 고스란히 적용되지는 않는다(Prigogine, 1961). 외부로부터 물질과 에너지의 출입이 허용되지 않는 시스템을 고립된 시스템이라 한다. 다행인 것은 인간을 포함한 모든 생명체는 열린 시스템이다. 시간의 흐름과 함께 자연적으로 증가하는 엔트로피는 어쩔 수 없다하여도, 열린 시스템을 지닌 인간을 포함한 모든 생명체는 열운동의 확산을 억제하거나 외부로부터 음의 엔트로피를 받아들임으로써 엔트로피의 증가 속도를 일정부분 조절할 수 있다.

앞에서 언급했듯이 음의 엔트로피가 바로 외부로부터 얻는 유용한 에너지다. 반대로 시스템 내부의 에너지 전환, 즉 열운동이 확산되면 무용한 에너지는 증가하게 되고 엔트로피의 증가 속도도 빨라진다.

동물은 몸집이 큰 종일수록 오래 사는데, 코끼리는 100년 가까이 살고 생쥐는 몇 년밖에 못 산다고 한다. 왜 그럴까? 그 이유는 몸집이 큰 동물일수록 단위 체중에 비해 에너지를 적게 사용하는데, 에너지 소비량이 적을수록 엔트로피의 증가 속도는 줄어들기 때문이다. 코끼리 조직 1그램은 쥐의 조직 1그램보다 에너지 소비량이 훨씬 적다.

이와 같이 노화와 수명은 에너지 대사와 밀접한 연관성을 지닌다. 코끼리와 쥐는 세포 자체의 활동성이 다르다. 몸집이 작은 동물일수록 움직임이 민첩한 반면 큰 동물은 상대적으로 움직임이 느리다. 민첩하게 움직이는 작은 동물일수록 세포 속에는 '미토콘드리아' 수도 많다. 미토콘드리아는 산소를 이용하여 에너지를 생산하는 곳이다. 미토콘드리아가 많다는 것은 그만큼 에너지의 생산이 많다는 것이다.

열역학 제1법칙(에너지 보존의 법칙)에 따르면 에너지는 새롭게 창조될 수 없다. 에너지 생산이 많다는 것은 에너지의 전환이 많이 일어난다는 의미다. 에너지의 전환이 많이 일어난다는 것은 에너지의 소실, 즉 무용한 에너지가 많아진다는 의미이기도 하다. 앞에서 설명했듯이 에너지의 전환 과정에서 소실되는 무용한 에너지가 바로 엔트로피다. 에너지 전환이 빨라지고 열운동이 확산되면 엔트로피가 증가하는 속도도 빨라질 수밖에 없다. 엔트로피의 증가 속도가 빨라지면 그만큼 수명도 짧아지는 것이다[1]. 이외에도 에너지 대사와 수명에 관한 많은 연구가 일치된 결과를 보이는데, 단위체중당 에너지를 많이 소비할수록 엔트로피는 증가하고 수명은 짧아진다.[2]

1. John R speakman. Body size, energy metabolism and life span. J Exp Biol. 2005 may; 208(Pt 9)
2. John R Speakman, Cplin Selman, Jane S McLaren, E Jean Harper. Living fast, dying when? The link between aging and energetics. J Nutr. 2002 Jun;132(6 Suppl 2)

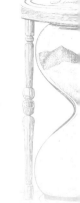

우리의 타고난 수명은
얼마인가?

> 인간염색체 끝단에는 비암호화된 DNA 조각이 있는데 이것
> 을 '텔로미어(telomere)'라고 한다. 텔로미어는 세포분열이 일어
> 날 때마다 조금씩 짧아져서 어느 한계점에 도달하면 세포는 분
> 열을 멈춘다.
>
> - 레너드 헤이플릭(Leonard Hayflick) -

1961년 생물학자 레너드 헤이플릭(Leonard Hayflick)은 정
상적인 인간 세포가 유한한 횟수만큼 분열한 뒤 멈춘다는 사
실을 발견했다. 이와 같은 세포 분열의 한계를 '헤이플릭 한계
(Hayflick limit)'라고 한다. 인간의 헤이플릭 한계는 52~60회
이다. 세포가 한 번 분열하는 데 걸리는 시간이 2.5년이니 인
간의 타고난 수명은 130(52×2.5=130)년에서 150년이다(60×

2.5년=150). 그런데 왜 사람마다 수명이 다르고 타고난 수명을 다 채우지 못하고 죽는 것일까?

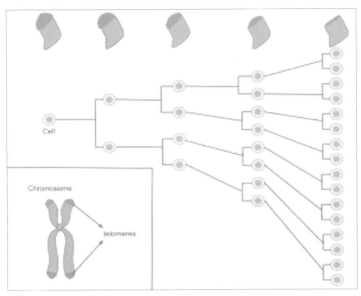

〈그림 1〉. 그림에서 염색체 끝단 부분이 텔로미어(telomere)다.
(자료출처: https://ko.wikipedia.org)

엔트로피가 최대점에 이르는 순간 시스템은 붕괴되고 생명은 끝난다. 이것은 불멸의 법칙이다. 인간이 허용된 수명(150년)을 다 채우지 못하는 것도 몸속 엔트로피가 그 전에 최대점에 도달했기 때문이다.(그림 1)

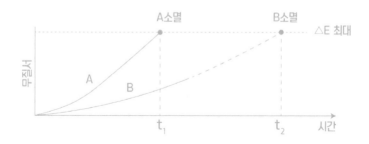

<그림 2〉. 시스템 내부의 무질서가 A처럼 빠르게 증가하면 엔트로피가 최대 점에
도달하는 시간이 짧아져 A는 B보다 먼저 t1에서 소멸하고 만다.

엔트로피의 증가 속도가 가속되면 텔로미어의 길이도 짧
아질 수밖에 없다. '헤이플릭 한계'를 규명함으로써 노벨생리
의학상을 수상한 블랙번(E. Blackburn) 교수는 텔로미어의 길
이를 늘이기 위해서는 텔로마라제의 주입과 같은 인위적인
수단이 아니라 생활습관을 바꿀 것을 주문했다. 블랙번 교수
는 짧아진 텔로미어의 길이를 늘이기 위해 항산화제와 같은
알약 형태의 보충제를 권유하지 않는다고 했다. 항산화제가
효과가 있다는 과학적 근거도 없거니와 과량 섭취는 오히려
위험하다는 것이다. 노화이론에서도 설명했듯이 운동이나 대
사과정에서 생겨난 산화물질은 미토콘드리아에 쌓인 노폐물
을 제거하고, 병원체의 사멸을 도와준다. 그러므로 인위적인
복용으로 이를 과도하게 억제하면 감염 혹은 유해 물질에 대

한 인체 저항력이 떨어진다.[1]

최근 미국 의료계는 '유방암 치료 중에 복용한 항산화제가 오히려 유방암의 재발과 사망을 1.4배 이상 증가시켰다'는 연구 결과를 발표했다(J of Clinical Oncology,2019.12.19). 이 연구는 유방암 초기 환자 1,134명을 대상으로 무려 6년간 추적 조사한 연구다. 이들이 복용한 건강보조제는 국내에서도 널리 시판되고 있는 비타민 A, C, E, 카로티노이드, 코큐텐(coQ10)과 같은 항산화제다. 암환자를 비롯한 만성질환자나 노약자에서 특정물질의 합성이 줄어드는 것은 엄연한 과학적 사실이다. 당뇨병 환자에서 코큐텐의 감소도 그러하다. 그러므로 이것을 복용하면 당뇨병에 좋을 것이라는 생각은 일면 타당하다. 그러나 이는 어디까지나 관념일 뿐 과학적 사실은 이와 다르다. 더구나 치료중인 유방암 환자에서는 정반대의 결과가 나왔다. 항산화제에 대한 막연한 믿음은 개인적인 것에서 어느덧 사회공동의 것이 되었다. 하지만 과학은 여지없이 관념을 타파한다. 관념에 매몰되어 모순을 성찰하지 못하면 인식은 달라지지 않는다(알프레드 아들러, 삶의 의미. 부글북스 2017).

이번 연구에 참가한 학자들은 건강하고 오래 살기 위해서는 생활 습관이 중요하고 건강에 필요한 여러 영양학적 요

---

1. 랜덜프 네스. 조지 윌리엄즈, 최재천 옮김, 《인간은 왜 병에 걸리는가》, 사이언스 북스. 2014. 참조

소들은 반드시 음식을 통해 해결할 것을 권고하고 있다. 생활 습관을 바꾸어 신체 내부의 엔트로피의 증가 속도를 줄이면 자연히 엔트로피가 최대점에 이르는 시간은 〈그림2〉에서처럼 t1에서 t2로 늘어나게 되는 것이다. 인간의 엔트로피가 100년도 못되어 최대점에 이르는 것은 인체 내부의 엔트로피 증가가 가속되었기 때문이다.

　인체라는 시스템 내부의 엔트로피를 가장 빠르게 가속시키는 주범은 역시 유방암과 같은 질병이다. 질병은 엔트로피 증가의 결과이기도 하지만 엔트로피의 증가를 가속시키는 원인이기도 하다. 질병이 발생했다는 것은 인체라는 시스템 내부의 무질서도가 이미 어느 한계를 벗어났다는 의미다. 질병으로 인한 엔트로피 증가 속도를 줄이기 위해서는 정기적 검진을 통한 조기발견과 예방이 최선임을 잊어서는 안 된다. 질병의 예방 원칙은 병의 원인을 제거하거나 예방접종과 같은 1차 예방이 최선이지만, 일부 전염병을 제외하고는 1차 예방은 대단히 어렵다. 불가능하다고 표현해야 옳을지도 모른다. 왜냐하면 대부분의 질병은 원인을 모르거나 원인을 알아도 제거가 거의 불가능하거나, 엔트로피처럼 신진대사 과정에서 생겨나는 불가피한 것들이 위험요인으로 작용하기 때문이다.
　그 다음 중요한 원칙은 2차 예방이다. 2차 예방은 질병을 조기에 진단함으로써 완치는 물론이고 합병증으로의 진행을 막는 것을 의미한다. 대부분의 의료행위가 여기에 해당한다. 감기와 같은 감염성 질환을 제외하고는 대부분의 질환은 병이 생겨도 상당 기간 증상이 나타나지 않는다. 증상이 나타난 이후에는 완치가 어려워진다. 2차 예방을 위한 가장 좋은 전략은 정기적인 검진임을 잊어서는 안 된다.

건강하게 오래 살기 위해서는 타고난 유전자도 중요하지만 보다 중요한 것은 후천적인 요인 즉 어떻게 사느냐에 달렸다. 어떻게 사느냐에 따라 엔트로피 증가 속도는 가속될 수도 있고 줄어들 수도 있다. 노화는 자연스러운 것이지만 노쇠의 속도는 얼마든지 줄일 수 있음을 명심해야 한다.

성공노화란
어떤 모습일까?

무성한 잎으로 농밀한 그림자를 출렁거리던 가로수들도 어느새 얼기설기한 모습으로 겨울을 맞을 채비를 하고 있다. 물기 잃은 잡목들 사이, 씨앗을 맺어놓고 말라버린 안쓰럽고 쓸쓸한 덤불 사이로 냉기를 품은 바람이 지난다. 들판은 어느새 가을걷이가 끝나가고 텅 빈 대지 위로 한 무리의 새들이 내려앉는다. 간단히 돌아가는 계절, 가을 들녘에서 맺고 소멸되는 일련의 과정을 지켜보며 '성공노화'의 참모습을 생각해본다.

노화란 무엇인가. 모든 생물체가 태어나서 성숙기에 이르고 나면 점차 기능이 약화되고 정지되어 결국 소멸되는 숙명적인 과정이 아니던가. 그렇다면 성공노화는 어떤 모습일까?

홑씨를 날려 보낸 억새들이 어느새 고개를 들었고 가을 햇살이 꽂혀 내리는 단풍잎들이 비단처럼 윤기를 발한다. 제각기 아침 햇살을 받아 빛을 발하는 평범한 나뭇잎들의 모습이 마치 처음 보는 것처럼 새롭다. 자의식이 물러나야 보인다던 늘 보던 것들의 새로움이란 바로 이런 것일까. 단풍잎들은 하나같이 서로가 서로의 배경이 되어주며 빛난다. 열매를 맺은 엄숙한 순간에서부터 단풍으로 찬란하게 빛나는 순간까지 나뭇잎은 나이가 들수록 더 아름답다. 늙어갈수록 더 새롭고 더 아름다워지는 꼭 우리들 어머니 같은 모습이다.

시간은 흘러 다시 청량한 가을 아침이다. 고요한 단풍잎들 사이로 무심한 바람이 지나간다. 바람이 지날 때마다 뚝뚝 낙엽이 진다. 마침내 소임을 다하고 미련 없이 떨어지는 자비로운 모습, 낙엽은 다시 대지의 자양분이 될 것이고 봄이면 그곳에 파릇파릇 새싹이 돋아나리라. 성공 노화의 참 모습을 발견하는 행복한 만추의 아침이다.

한국 노인들의 마지막 소망은 이미 우리가 잘 알고 있는 '구구 팔팔 일이삼'이다. 어떻게 살아야 99세까지 팔팔하게 살다가 하루 이틀 정도만 가볍게 앓고 귀천할 수 있을까. 정답은 역시 건강이다. 성공노화를 위해서는 육체와 정신 모두 건강해야 된다.

오래전에 정신 분석학자인 프리츠 펄스(Fritz Pearls)는 건강한 사람에 대한 특징을 네 가지로 요약했다. 먼저 정신적으로 건강한 사람들의 특징은 첫째 자신의 장단점을 잘 알고 있었으며, 둘째는 도전의식을 가지고 있다는 것이다. 잘못된 습관을 고쳤거나 고치겠다고 마음 먹는 것도 도전 의식이 발휘되었기 때문이다.

건강한 사람들의 세 번째 특징은 자기 행동에 대한 책임감인데, 이들이 건강한 이유는 건강에 대한 책임이 전적으로 자기에게 있음을 잘 알고 건강행동을 실천하기 때문이다. 마지막 네 번째는 건강한 사람들은 감정의 덫에 걸리지 않는다는 점이다. 이들은 쾌락의 쳇바퀴에 빠지지 않고 비애에 함몰되지도 않는다.

미국인들이 성의(聖醫)로 칭송하는 하버드 의대 교수 배리 그레이프 박사는 성공한 사람들의 특징을 다섯 가지(5L)로 꼽았는데, 이들은 첫째, 공부하는 습관(Learn)을 지니고 있었으며, 둘째 근면 성실함(Labor)을 갖췄고, 셋째 상대를 배려하고 이해하는 마음(Love)을 지녔으며, 넷째, 내려놓음(Let go)으로써 과도하게 대상과 목표에 집착하지 않았고, 마지막 다섯 번째는 이 네 가지가 충족되었을 때 생겨나는 여유와 행복감(Laugh)을 느낀다는 점이었다.

배리 그레이프 박사의 이 다섯 가지(5L)는 성공노화를 위한 핵심가치이자 엔트로피를 줄이는 핵심 과제임을 반드시 명심

해야 한다. 다음 장부터는 엔트로피를 줄이기 위해서 구체적
으로 무엇을 어떻게 해야 할 것인지를 과학적 근거에 입각하
여 차례로 소개할 것이다.

> 내 인생에 가을이 오면
> 나는 나에게
> 어떤 열매를 얼마만큼 맺었느냐고 물을 것입니다.
> 그때 나는 자랑스럽게 대답하기 위해
> 좋은 말과 좋은 행동의 열매를 부지런히 키워야 하겠
> 습니다.
> 내 인생에 가을이 오면
> 후회 없는 삶을 위하여….

윤동주, 〈내 인생에 가을이 오면〉

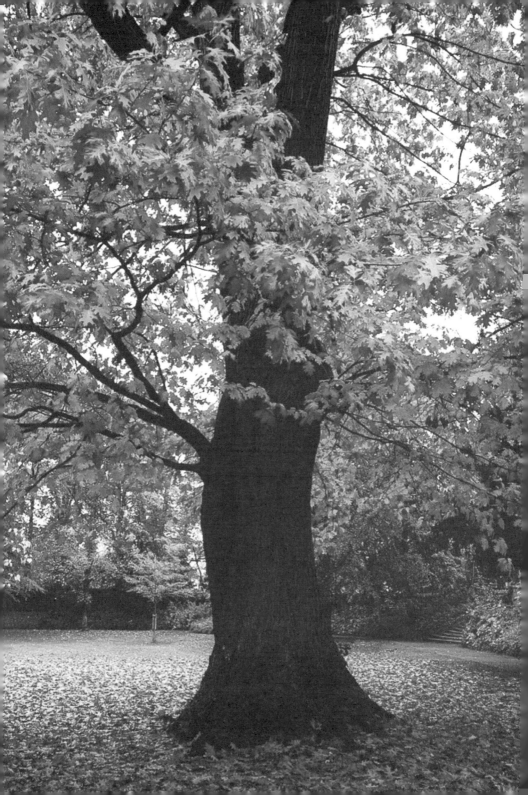

Chapter.2

노화의 엔트로피,
어떻게 낮출까?

엔트로피는 시간과 함께

무조건 증가하며

이는 비가역적이다.

그러므로 엔트로피를 낮춘다는 것은

불가능하다.

이 책에서

엔트로피를 낮춘다는 것은

엔트로피의 증가 속도를

늦춘다는 의미다.

쾌락의 쳇바퀴(hedonic treadmill)에서 벗어나자

엔트로피의 증가를 가속시키는 최대 주범은 쾌락의 쳇바퀴다

특정 약물을 투여하거나 특정 행동을 하게 되면 도파민이 분비되고 이들은 쾌락중추를 자극하여 쾌감이라는 감정을 만들어낸다. 쾌락과 쾌감은 중독성을 지닌다. 중독이란 그로 인해 정신과 신체상에 심각한 문제가 생기는 데도 끊지 못하는 강한 의존현상을 말한다. 좋은 습관이나 행동은 아무리 지속해도 중독이라고 하지 않는다.

희노애락(喜怒哀樂)과 같은 인간의 모든 감정은 미리 본질적으로 만들어져 있다가 불쑥불쑥 나타나는 것이 아니라, 인간의 뇌가 그때의 상황에 따라 적절하게 만들어 낸다.[1] 폭염과

---

1. 리사 펠드먼 배럿, 《감정은 어떻게 만들어 지는가》, 생각연구소. 2017.

혹한(酷寒) 속에서는 고통이라는 감정을 구성해냄으로써 그 상황에서 벗어나게 하고, 반대로 생존에 도움이 되는 상황에서는 쾌감이나 행복감을 구성하여 그 상황에서 오래 머물게 한다.[2]

세계적인 뇌신경과학자인 리사 배럿의 감정구성이론에 따르면 행복감과 쾌감은 본래 목적이 아니라 생존을 위한 수단이다. 종족유지나 생존과 밀접한 행동을 할 때는 쾌감을 맛보게끔 우리 몸은 설계되어 있다. 생존의 위협으로부터 벗어나는 순간 뇌는 어김없이 쾌감을 선사한다. 이것 역시 자연 선택된 진화적 산물 중 하나다. 갈증이 날 때 시원한 물 한 모금이 선사하는 쾌감, 이것 때문에 인류는 생존이 가능했던 것이다. 그러나 우리 뇌는 도박이나 스릴 넘치는 게임을 할 때도 마치 생존이 위협받는 것처럼 착각해서 돈을 따거나 게임에 이겼을 때도 짜릿한 쾌감을 선물한다. 마약과 같은 약물은 직접적으로 인간의 쾌락중추를 자극한다. 뇌가 쾌감을 구성하는 것은 생존에 꼭 필요하기 때문인데 쾌감을 갈구하는 자극이나 행동을 반복하게 되면 결국 중독되어 '쾌락의 쳇바퀴(hedonic treadmill)' 속에 빠져들고 만다.

중독을 일으키는 것은 도박, 게임, 술, 담배, 마약뿐만이 아니다. 쾌감을 갈구하는 모든 자극은 중독을 일으킬 수 있다. 당 지수와 지방 함량이 높은 음식들, SNS, 쇼핑 앱, 수면을 방

---

2. 서은국, 《행복의 기원》, 21세기북스, 2014.

해하고 뺏어가는 유튜브와 넷플릭스 등도 쾌감을 유발하는 자극제가 되어 언제든 우리를 쾌락의 쳇바퀴 속으로 인도할 수 있다는 것을 명심해야 한다. 쾌락의 쳇바퀴 속에 갇히는 순간 점점 더 강한 자극을 갈구하게 되고 결국 쾌락의 쳇바퀴 속에서 망가지고 마는 것이다. 점차 더 강한 자극을 갈구하게 되는 것은 적응현상 탓이며, 처음과 같은 강도의 자극으로는 쾌감이 유발되지 않기 때문이다.

보고, 듣고, 만지고, 맛보고, 행동함으로써 생겨나는 모든 감정은 뇌의 중심부에 자리한 변연계가 만들어낸다. 쾌감도 마찬가지다. 이렇게 생겨난 감정을 조절하고 억제하며 행동으로 옮기는 판단은 뇌의 전두엽이 한다. 인간을 인간답게 만드는 것은 전두엽의 기능 때문인데, 특히 전두엽의 맨 앞쪽 부위에 차지한 전전두엽피질에서 인간의 기억력과 사고력, 판단력과 절제력이 나온다. 그래서 전두엽을 인간의 이성 중추라고 하는 것이다. 쾌락의 쳇바퀴 속에 갇히면 엔트로피는 가속되고 전두엽의 질서는 붕괴되고 만다. 전두엽의 질서가 붕괴되었다는 것은 이성이 마비되었다는 것이다.

그럼 도로 눈을 감으시오!(환폐여안; 還閉汝眼)

자극을 통해 끊임없이 쾌감을 얻고자 하는 것은 이미 쾌락의 쳇바퀴에 갇혀버린 결과다.

"내 인생의 최전성기에 문득 뒤를 돌아다보니 숲속에서 길을 잃은 나 자신을 발견했다."

돈과 권력에 취해 어둠 속을 헤매다 나락으로 추락했던 지난날의 자신을 돌아보며 단테가 그의 저서 《신곡》에서 한 말이다. 돈과 권력, 유흥과 향락에서 오는 쾌감은 중독성이 강해 사람을 방탕하게 만든다.

'환폐여안(還閉汝眼)'은 연암 박지원의 《연암집(燕巖集)》 속에 나오는 사자성어다. 조선시대의 대학자이자 송도3절의 한 사람인 화담 서경덕이 하루는 집을 나서는데 젊은이 하나가 길바닥에 주저앉아 하염없이 울고 있었다고 한다. 사연인즉, 자신은 소경이었는데 조금 전 갑자기 눈이 떠져서 사방이 환하게 밝아오더라는 것이다. 그런데 너무 기뻐서 이리 뛰고 저리 뛰고 하다가 막상 집으로 돌아가고자 하니 길을 잃어버렸다는 것이다. 이 말을 들은 화담은 "그럼 도로 눈을 감으시오"라고 했다고 한다. '환폐여안(還閉汝眼)'은 여기서 유래된 사자성어다. "귀근득지(歸根得旨)요, 수조실종(隨照失宗)"이라고 했다. 근본으로 돌아가면 본래의 뜻을 얻고, 눈앞의 빛을 쫓으면 가야할 길을 잃어버린다는 뜻이다. '환폐여안(還閉汝眼)'은 현대를 살아가는 우리에게 많은 것을 생각하게 한다. 조그만 성취에 눈이 멀어 길을 잃어버리지는 않았는지, 그래서 도로 눈을 감아야 하는 것은 아닌지.

행복감 혹은 쾌감이 일시적인 이유는 적응이라는 과정을 거치며 결국 무상해지기 때문이다. 이를 망각하면 상실감을 극복하지 못한다. 무상한 이치를 깨달아야 쾌감이라는 세속적 덫에 걸리지 않는다. 적응의 의미를 이해하는 것은 삶의 이치를 이해하는 것과 다르지 않다. 적응의 이치를 알고 모름은 우리의 정서와 성격에도 큰 영향을 끼친다. 적응의 이치를 알아야 시련 앞에서도 극복할 수 있는 지성이 생기고, 크고 작은 성취에 도취되거나 자만하지도 않는다. 적응의 이치를 모르는 사람은 삶의 목표가 될 수 없는 것을 목표 삼고 결과에만 예속되어 조그만 일에도 쉽게 흥분하여 기뻐하거나 노한다. 반면 적응의 이치를 아는 사람은 삶의 부침에 흔들림이 적다.

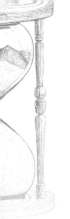

쾌락 중독의 탈출구,
신경가소성의 법칙!

　　쾌락의 중독에서 빠져나오기 위해서는 신경가소성에 대한
이해가 필요하다.

　　인간은 약 1,000억 개의 뇌세포를 가지고 태어난다. 어른
이 되어서도 뇌세포의 개수는 변하지 않는다. 문제는 뇌세포
의 연결방식이다. 뇌세포 간 연결을 통해 한 신경세포에서 다
른 신경세포로 신호를 전달한다. 이 연결을 시냅스(synapse)라
고 한다.

　　시냅스(synapse)라는 단어는 그리스어 'syn-(함께)'과
'haptein(결합하다)'의 합성어이다. 뇌의 기능은 시냅스에 의해
좌우된다.

뇌 세포의 연결망, 이것이 현재 우리가 누구냐에 대한 대답이다.

– 데이비드 이글먼,《The Brain : 삶에서 뇌는 얼마나 중요한가?》
북하우스 퍼블리셔스, 2018.

갓 태어난 신생아의 신경세포들은 서로 이질적이면서 독립적이지만, 이후 약 2년 동안은 외부로부터 감각정보를 받아들이면서 엄청난 수의 시냅스가 형성된다. 1초당 약 200만 개의 시냅스를 형성하여 2살이 되면 약 100조 개의 시냅스가 만들어진다. 그러나 25세 정도의 성인이 되면 시냅스의 숫자는 절반으로 감소하는데 그동안 사용하지 않은 시냅스가 소멸했기 때문이다. 이때부터 절반의 시냅스로 성인기를 살아간다. 시냅스는 수련과 학습을 통해 강화되기도 하며 반대로 사용하지 않으면 느슨해지거나 소멸된다.

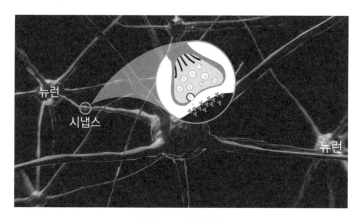

<그림 1> 뉴런과 시냅스

시냅스라는 신경세포의 연결고리는 그림에서처럼 미세한 공간을 두고 떨어져 있는데, 자극으로 인한 전기 신호가 신경 말단에 이르면 신경세포는 신경전달물질을 분비하여 이웃하는 신경세포를 흥분시키기도 하고 신경세포의 작용을 억제하기도 한다. 이를 통해 신경세포 간 배선 수는 늘어나기도 하고 줄어들기도 하는 것이다.

신경가소성의 법칙이란 신경세포 사이에 배선의 연결과 차단이 임의적으로 가능하여 자주 쓰면 연결이 강화되고 쓰지 않으면 연결이 약화되거나 소멸하는 것을 말한다. 예를 들면, 정신활동이나 육체적 동작을 반복하면 그 경험을 처리하는 뇌의 신경세포에 구조적 변화가 일어나 신경세포 사이의 시냅스가 새로 만들어지거나 사용하지 않아 느슨해진 연결이 강화된다. 활동이 반복되면 될수록 이런 신경세포들은 더 빠르고 더 강하고 더 날카로운 신호를 함께 발화하고 회로는 더 능숙하게 활동의 수행을 돕는다. 그 반대로 사용하지 않으면 둔해지고 연결은 사라진다.[1]

2023년 8월 스페인에서 64명의 슈퍼에이저와 55명의 일반 노인을 비교한 연구가 있었다. 그 결과 슈퍼에이저는 50대보다 인지검사에서 더 높은 점수를 받았다고 한다. 이들의 뇌 영상에서는 일반 노인들보다 사고기능을 맡은 회백질이 더 많았고 대뇌 피질도 더 두꺼웠다. 슈퍼에이저란 실제나이

1. 노먼 도이지, 《스스로 치유하는 뇌》, 도서출판 동아시아, 2018.

보다 훨씬 젊은 정신을 유지하는 사람을 말한다. 80대에 마흔 정도의 정신을 유지하는 사람이 바로 슈퍼에이저다. 연구 결과 슈퍼에이저의 특징은 뇌를 자극하는 굉장히 다양한 새로운 활동을 많이 시도하는 습관이었다.

시냅스는 고정된 것이 아니다. 가소성이란 스스로 변할 수 있다는 것을 의미한다. 신경세포의 가소성은 성인기에도 계속된다. 도움이 되지 않는 신경세포 간 연결을 끊을 수도 있고, 끊긴 선로를 다시 연결할 수도 있다. 쾌락을 갈구하는 중독된 신경망은 엔트로피를 가속시켜 뇌의 질서를 망가뜨리는 주범이다.

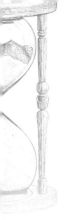

마음의
회복탄력성을 갖자!

"비애에 함몰되는 것은 쾌락의 쳇바퀴만큼 위험하다."

　최악의 상황이든 최고의 상황이든 영원한 것은 없다. 최악의 상황에서도 적응이 일어나는 순간 모든 것이 무상해진다. 삶의 과정은 적응의 과정이다. 적응하지 못하면 도태되거나 정상적인 삶을 영위할 수 없다. 산다는 것은 적응의 과정이고 적응을 통해 오늘도 우리는 삶을 살아가고 있다. 아니 어쩌면 살아내고 있다고 표현해야 옳을 지도 모른다. 물리적인 환경과 사회, 어쩔 수 없이 연결된 타인과의 관계, 지금까지 주어진 수많은 과제에도 우리는 모두 적응해야 된다. 잘 적응하는 것이 잘 사는 것이다. 잘 아는 내용이지만 적응(adaptation)이 무엇인지 다시 한번 살펴보기로 하자. 적응의 과정이 인식의 범위 내에 있어 우리의 의지대로 되는 것 같지만 사실 적응은 인식의 범위 밖에서 우리의 의지와 상관없이 저절로 이루어진다. 인간의 적응능력은 자연 선택된 생물학적 진화의 산물이다. 오늘도 우리는 적응의 과정을 견뎌내며 적응을 통해 삶을 살아가고 있다. 적응의 관점에서 바라본다면 우리는 삶을 살아가는 것이 아니라 살아내고 있다고 표현해야 옳을 것이다.

적응의 과제는 매일매일 생겨난다. 일상에서 생겨나는 피할 수 없는 크고 작은 수많은 사건과 스트레스적인 상황 모두 우리가 적응해야만 되는 삶의 과제다. 수많은 삶의 과제는 대부분 적응을 통해서 극복된다. 스트레스에 적응하면 스트레스가 극복되고, 일에 적응하면 힘들고 어려웠던 숙제도 쉽게 잘 풀리게 된다. 뿐만 아니라 감정에 적응하면 감정도 순화되어 감정의 굴레로부터 벗어나게 된다. 짜릿한 쾌감이 오래 지속되지 못하는 이유도 적응 때문이다. 적응 후에는 모든 감정이 무상해진다. 도태되지 않는 한 우리는 모두 적응의 과정을 거치게 되어있다. 그러므로 쾌감이든 불쾌감이든 오래 머물지 않는다는 사실을 항상 명심하고 있어야 한다.

적응을 좀 더 의학적으로 설명하자면, 항상성이 위협받으면 뇌는 이것을 위기 상황으로 인식하고, 이때의 긴장상태를 우리는 스트레스라고 한다.(Watler Cannon, 1932~). 이때부터 우리 인체는 생리적인 역동성을 발휘하게 되고 긴장의 과정을 거치면서 다시 안정감을 회복한다(J. Piaget, 1896~1980). 이와 같이 위기적 상황에서 안정감을 회복하는 것을 적응(adaptation)이라고 한다. 한 생명체 안에서 적응과 긴장은 생명현상이 유지되는 한 계속 반복될 수밖에 없다.

인간은 수많은 도전과 위기상황을 극복하면서 진화해왔다. 인간의 적응력이야 말로 귀중한 진화적 산물이 아닐 수 없다. 위기적 상황에 직면하면 처음에는 당황되고 힘들다가도 점차 시간이 지나다보면 몸과 마음이 안정되고 담담(淡淡)해지는 것을 누구나 경험했을 것이다. 적응을 통해 안정감을 회복했기 때문이다. 적응의 본질을 간파한 철학자 쇼펜하우어는 "상황에 기꺼이 따르는 것이야 말로 인생에서 가장 중요한 일이다"라고 했다.

적응의 과정을 이해하게 되면 어떤 상황에서든 당황하지 않게 되고 담담(淡淡)하게 대처할 수 있는 여유가 생겨난다. 당연히 사람들은 로또에 당첨되면 미친 듯이 좋을 것이고, 하반신이 마비되면 비참할 것이라 생각한다. 그러나 이런 생각은 반은 맞고 반은 틀리다. 실제로 이것을 경험한 사람들이 각 사건이 있은 직후에 보통 때 보다 훨씬 더 행복하거나 훨씬 더 슬픈 것은 맞지만, 결국 1년도 채 안되어 이 사건이 있기 전의 행복수준으로 되돌아갔다(D.O. Hebb, Emotion in man and animal: an analysis of the intutive processes of recognition,

Psychological Review53(1946):88). 형무소의 죄수들도 처음에는 괴로워하다가 몇 달 정도의 적응과정을 거치면 형무소 생활을 일상으로 받아들인다고 한다. 법정스님께서도 "행복할 때는 행복에 매달리지 말고, 불행할 때는 이를 피하려고 하지 말고 그냥 받아들이라"고 했다.

빛을 감추고 티끌 속에 섞여라(화광동진; 和光同塵)

한국의 전설적인 록 밴드 '들국화'의 리드 보컬이자 80년대 한국대중음악을 이끌었던 아티스트 전인권의 히트 곡 중에 '다시 이제부터'라는 노래가 있는데, 이 노래는 '까뜨린느 드뇌브(Catherine Deneuve)'와 '마르첼로 마스트로야니(Marcello Mastroianni)'가 주연한 영화 〈슬픔이 끝날 때〉의 주제곡을 전인권이 번안편곡해서 자신만의 창법으로 부른 노래다. 영화에서 사랑했던 두 연인은 결혼을 하고 아이까지 낳아 축제처럼 행복한 나날을 보내던 어느 날, 부부는 불의의 사고로 아이를 잃게 된다. 수많은 날을 슬픔과 아픔 속에서 방황하다가 천신만고 끝에 부부는 고통을 극복하고 행복한 삶을 이어간다는 줄거리다.

> 아름다웠던 날이 지나고
> 차가운 바람에 갈 길 잊었나.
> 돌아올 수도 없이 찾아갈 수도 없이

내 눈은 발끝만 보고 있네.
나는 이제 어디쯤 온 건가
아직도 대답은 들리지 않네.
어디로 가야하나
어디쯤 온 건가
내 눈은 햇빛에 어지러운데
머리카락이 내 눈 가리고
내 손은 만질 곳이 없으니
다시 가야겠지 다시 가고 싶어
다시 시작될 내일이 있으니
다시 가고 싶어 다시 가고 싶어
다시 시작될 내일이 있겠지.

전인권, 〈다시 이제부터〉

　고통 앞에 인간은 모두가 평등하다. 누구도 삶의 고통으로
부터 자유로울 수 없다. 화광동진(和光同塵)은 도덕경 제4장에
나오는 노자의 말씀이다. 화광동진(和光同塵)을 좀 더 쉽게 설
명하자면 성인(聖人)은 비록 천상에서 추락하여 세속에 처한다
할지라도 과거 자신의 빛과 자취를 감추어 눈높이를 현실에
맞춤(和光)으로써 조그만 티끌도 자신처럼 귀하게 여기며 잘
살아간다는 의미다(성현영, 최진석·정지욱 옮김, 《老子義疏》, 소나무,
2007).

현실에 눈높이를 맞추지 못하면 많은 문제가 발생한다. 불만이 쌓이기도 하고 상대적 빈곤감에 허덕이다 결국 비애에 함몰되고 만다. 반대로 현실에 눈높이를 맞추면 아무리 사소한 것이라 할지라도 감사할 줄 알게 되고 귀하게 여기는 법이다. 긴 인생을 살아가다보면 예기치 않게 여러 가지 어려운 현실에 처하기도 한다. 그러나 우리는 현실을 받아들이고 현실에 적응해야 삶을 영위할 수 있다. 이유야 어찌됐든 현재 처한 상황이 어려워졌다면 과거에 연연하지 말고 현실을 있는 그대로 받아들이고 그것에 눈높이를 맞추어야 한다. 이것이 바로 화광(和光)이다. 그래야 미미하고 하찮은 것일지라도 자기 몸처럼 귀하게 여기며(同塵) 감사할 줄 알게 되는 것이다. 이것이 바로 화광동진(和光同塵)의 참 뜻이다. 감사함을 느낀다는 것은 곧 행복감을 느낀다는 것이다. 과거에 매몰되어 현실에 눈높이를 맞추지 못하면 어떻게 되겠는가. 그렇게 되면 현실은 지옥이 되고 만다.

현재회야(賢哉回也)! 일단사(一簞食), 일표음(一瓢飲), 재누항(在陋巷), 인불감기우(人不堪其憂), 회야불개기락(回也不改其樂).

참 현명하게 인생을 사는구나, 내 제자 안회여!

한 대죽 그릇의 밥과 한 표주박의 물을 말아먹고

누추한 거리에서 사는 것이 보통 인간 같으면

슬픔과 걱정을 감당하기 어렵거늘

내 제자 안회는 자신의 기쁨과 황홀한 열락을 지키고 있으니 현명하게 사는 구나.

현실에 눈높이를 맞추고(和光) 작고 하찮은 것도 귀하게 받아들이고(同塵) 감사할 줄 알아야 노자의 제자 안회처럼 행복한 삶을 살아갈 수 있는 것이다(박재희 교수 EBS 인문학 강의, 老子와 聖人의 리더십 중에서). 과거의 영화에 집착하여 비애에 함몰되면 내 몸속의 엔트로피는 증가할 수밖에 없다.

골프를 즐기는 사람이라면 누구나 한국여자 프로골프의 간판스타 김인경 선수를 기억할 것이다. 김인경은 2012년 미국여자프로골프(LPGA)투어 시즌 첫 메이저 대회였던 '크래프트 나비스코 챔피언십' 최종일, 2위와 한 타 앞선 상황에서 마지막 18번 홀 30cm 파 퍼팅을 남겨두고 있었다. 그러나 김인경은 어이없이 이 퍼팅을 놓치는 바람에 메이저 대회 첫 우승의 문턱에서 좌절하고 말았다. 이후 김인경은 퍼팅에 공포심이 생길만큼 깊은 슬럼프에 빠졌다고 한다. 얼마나 많은 고통과 견딤의 시간을 보냈을까. 5년의 시간이 흘러간 후 마침내 김인경은 스코틀랜드 세인트앤드루스 인근 '킹스 반스' 골프장에서 치러진 대망의 브리티시 여자오픈(2017.8.7)에서 합계 18언더파로 우승을 차지하게 된다. 우승 후 국내 언론관의 인터뷰에서 2012년 일에 대해서 그녀는 마치 남의 일처럼 담담하게 얘기했다.

"길에서 처음 만난 사람도 그 얘기를 묻고 눈물을 흘리기도 합니다. 그러나 짧은 퍼트를 놓치는 건 인생 최악의 사건은 아니죠. 대신 그 일 때문에 아무리 짧은 퍼트도 당연한 게 아니라고, 오히려 넣으면 행복하게 생각합니다. 그게 오늘 내가 1등으로 끝낸 이유라고 생각합니다."

평생을 평탄하게 살 수만은 없다. 누구에게나 처참한 순간은 있기 마련이며 이는 예외 없이 적용되는 보편적 법칙이다. 처참할 때 행복했던 순간을 떠올리는 것보다 더 큰 고통은 없다고 했다. 과거의 영화롭던 순간들만 떠올리고 눈높이를 현실에 맞추지 못하면 결국 비애에 함몰되고 만다. '아무리 짧은 퍼트도 당연한 것이 아니라 넣으면 오히려 행복하게 생각한다.'는 김인경 선수의 삶의 자세가 바로 화광동진(和光同塵)의 참된 의미다.

한국 록 음악의 대표적인 가수인 임재범의 노래 중에 〈살아야지〉라는 노래가 있다. 흔히들 대중가요에는 삶의 기쁨과 애환이 녹아있다고 한다. 나는 그가 그만의 독특한 음색으로 흐느끼듯 부르는 이 노래를 들을 때마다 나락으로 떨어진 누군가가 화광동진(和光同塵)한다는 것이 얼마나 힘들고 어려운 일인가를 다시 한번 깨닫게 된다.

산다는 건 참 고단한 일이지
지치고 지쳐서 걸을 수 없으니
어디쯤인지 무엇을 찾는지
헤매고 헤매다 어딜 가려는지
꿈은 버리고 두발은 딱 붙이고
세상과 어울려 살아가면 되는데
가끔씩 그리운 내 진짜 인생이
아프고 아파서 참을 수가 없는 나
살아야지 삶이 다 그렇지
춥고 아프고 위태로운 거지
꿈은 버리고 두발은 딱 붙이고
세상과 어울려 살아가면 되는데
날개 못 펴고 접어진 내 인생이
서럽고 서러워 자꾸 화가 나는 나
살아야지 삶이 다 그렇지
작고 외롭고 흔들리는 거지

- 〈살아야지〉, 작사 채정은 -

　　두 발은 딱 붙이고 세상과 어울려 살아가는 것이 바로 화광
동진(和光同塵)이다. 사고로 부모자식을 잃은 사람도 있고, 한
순간에 전 재산을 날려버리고 나락으로 떨어진 사람도 부지
기수다. 이들 중에는 화광동진(和光同塵)하여 행복하게 잘 살아

64

가는 사람도 있고, 또 어떤 이는 비애에 함몰되어 고통의 수렁에서 허우적거리다가 삶을 마감하기도 한다.

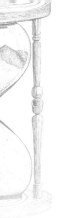

생태학적 세계관과
저(低) 엔트로피적인 삶

자연과 나는 한몸이다

앞장에서 설명한대로 엔트로피는 고립된 시스템 속에서는 일방적으로 증가하지만, 외부와 소통이 가능한 열린 시스템(open system)에서는 이 법칙이 고스란히 적용되지 않는다. 열린 시스템은 음의 엔트로피를 외부로부터 빨아들이기 때문이다.

> 우리는 외부세계가 물리적으로 우리와 별개로 존재한다고 생각한다. 그러나 실재는 서로를 구분 짓는 경계선은 존재하지 않는다. 아원자의 세계는 서로 엉켜 활발히 소통하고 상호작용하는 하나의 몸통이다.
>
> – 켄 윌버, 〈무경계〉, 정신세계사, 2011. –

현대 양자물리학은 모든 대상이 상호의존적이며 상호 불가분의 관계임을 밝혔다. 따라서 사물을 있는 그대로 기술하지 않고 이들이 어떻게 소통하고 어떻게 서로 영향을 주고받는지 그리고 그것들이 종합되어 우리 앞에 어떤 모습으로 나타나는지를 기술한다.

　생명체는 모두 열린 시스템이다. 생명현상을 변함없이 유지하기 위해서는 외부세계와 끊임없이 소통해야한다. 특히 인간은 소통을 통해 음의 엔트로피를 받아들이고 갈등을 해소하며, 감정을 순화시키고 행동을 변화시키면서 항상성을 유지한다. 고립되면 엔트로피가 최대점에 이르는 소멸의 시간은 단축된다. 노자의 도덕경에 하늘이 도(道)를 얻어 맑지 않으면 아마 붕괴될 것이고(天無將恐裂), 땅도 도를 얻어 평안하지 않으면 변동되어 버린다(地無以寧將恐發)고 했다. 여기서 도(道)란 천지만물의 소통과 그 결과로 생겨나는 조화를 의미한다. 소통을 통해 조화를 이루지 못하면 하늘도 땅도 큰 변동을 겪을 것이란 의미다. 땅과 하늘이 이러할진대 이 공간 속에 사는 미미한 뭇 생명들이야 말해 무엇하겠는가. 소통을 통한 상호 조화야 말로 엔트로피를 일정하게 유지하여 천지만물을 평안케 하는 도(道)임이 분명하다.

　현대생태학은 숲이 하나의 큰 유기체임을 밝혔다. 우리는 그동안 개별적인 나무들이 모여 숲을 이루고, 그 숲의 나무들은 각각 독립된 개체로서 살아간다고 믿었다. 그러나 그것은 우리들의 관념일 뿐 진실이 아니었다. 생태학적 연구에 따르면 숲속의 나무들을 하나로 연결시키는 것은 땅속 균사체(菌絲體; mycelium)의 미세한 섬유망인데, 그 방대한 신경망은 숲속의 나무들을 하나로 연결시켜 숲을 하나의 거대한 유기체로 만든다. 균사체의 섬유망은 초목의 뿌리를 하나로 연결하고, 서로의 영양분을 나누게 하며 나무끼리 소통할 수 있는 수단을 제공한다. 햇빛이 부족한 나무에게는 햇볕이 충분한 나무가 자신이 합성한 영양소를 균사체를 통해 나누어 주고, 천적이 출현하거나 벌레가 와서 잎을 갉아먹기 시작하면 즉시 휘발성화학물질을 합성하여 멀리 떨어져 있는 나무들에게 이 사실을 신속하게 알려 미리 방어물질을 합성하도록 도와준다. 나무는 벌레의 침을 분석하여 그 정보를 공유하며, 벌레가 싫어하는 물질을 합성(자스몬 산)하고, 벌레의 천적을 불러모으는 물질(터핀)도 함께 합성하여 공기 중에 분비한다고 한다(앤 드루얀, 코스모스: 가능한 세계들. 사이언스 북스 2020).

엔트로피를 가속시켜 시스템의 질서를 무너뜨리는 가장 무서운 주범은 바로 천적과 같은 외부 병원균의 침범이나 그 외의 기타 질병이다. 질병과 엔트로피에 대해서는 뒷장에서 다시 기술하겠지만, 나무들은 소통을 통해 하나의 큰 유기체가 되어 천적을 물리치고 숲속의 엔트로피를 일정하게 유지한다. 숲이 거대한 생명체로서 항상성을 유지하는 것도 이 때문이다. 뿐만 아니라 숲은 모든 것을 포용(包容)한다. 포용을 통해 소통(疏通)하며 소통을 통해 개별적 대상들을 하나로 연결시킨다. 비록 멀리 떨어져있더라도 숲의 품속에서는 이렇게 모든 생명체가 불가분의 하나가 되는 것이다. 숲은 모든 생명체를 포용함으로써 거대한 하나의 유기체를 완성한다.

> 모든 것들이 우주전체의 상호의존적이며 불가분의 부분이다. 모든 것들이 궁극적 실체의 다른 현현(顯現)으로서 이해된다. 이것이 진여(眞如)다. 일상생활에서는 우리는 이 만물의 통리성을 깨닫지 못하고 세계를 개별적 사물들과 사건들로 나눈다.
>
> – 프리초프 카프라, 〈현대물리학과 동양사상〉, 범양사, 2006. –

세계는 독립적으로 존재하는 최소의 어떤 기본단위로 분해될 수 없다. 먼 거리를 두고 떨어져 있다하더라도 두 개의 입자체계는 불가분의 전체를 이루고 있다. 이것은 양자론에서 밝힌 미시세계의 영역에서나 가능한 것이었지만, 우리가 실제 경험하는 거시세계인 숲속에서도 공간적으로는 멀리 떨어져 있는 나무들이 땅속 균사체에 의해 하나로 이어져 있다니 놀라운 일이 아닐 수 없다.

우린 모두 원인이자 결과다

유(有)가 유(有)인 이유는 유 자체에 있지 않고 상대방인 무(無)에 있으며, 무가 존재하는 이유는 무 자체에 있지 않고 유와의 관계에 있다. 유무(有無)의 관계처럼 만물은 서로 소통하고 의존하는 데에서 그 존재와 본성을 얻는 것이지, 그 자체로서는 아무것도 아닌 것이다.

- 성현영 지음, 최진석·정지욱 옮김, 《老子義疏》, 소나무, 2007. -

제1장에서 언급했듯이 문명비평가인 '제레미 리프킨'(Jeremy Rifkin)은 엔트로피 법칙을 충분히 이해하면 인생관이 바뀔 것이라고 했다. 그는 이 법칙을 통해서 우주를 지배하는 최고의 원리를 이해하게 되며, 우리의 궁극적인 운명을 알게 된다고 했다. 동시에 우리가 이제 무엇을 어떻게 해야 할 지에 대한 확신도 얻는다고 했다. 우주 안의 모든 것은 일정한 구조와 가치로 시작해서 시간의 흐름과 함께 무질서한 혼돈의 상태로 나아간다. 인간이 행하는 모든 물리적인 활동은 열역학 제1법칙(에너지 보존의 법칙)과 제2법칙에 철저히 지배된다. 모든 것이 유한하고 생명을 지닌 모든 것은 반드시 죽는다는 생자필멸의 법칙이 바로 '엔트로피'법칙이다. 얼음이 사라지는 순간 물이 생겨나고, 물이 사라지는 순간 수증기가 생겨난다. 물과 얼음의 관계처럼, 이것이 멸하는 순간 저것이 생겨나므로 지구상에서 일어나는 사건 하나하나는 과거에 사건에서 영향을 받고 미래의 사건들에게도 영향을 미친다. 그러므로 우리는 저마다 원인과 결과로서 하나의 연결고리에 속한다. 우리의 현존재는 우리보다 앞서 존재했던 것들

을 재현하고 있으며, 앞으로 올 것들의 가능성을 품고 있다. 엔트로피 법칙은 지상에서 일어나는 사건 하나하나는 저마다 독특하고 일회적인 것이라고 가르친다. 이런 일회성 때문에 우리는 주변의 모든 것을 존중해야 된다고 깨닫는 것이다. 지구상에서 일어나는 사건 하나하나는 과거에 사건에서 영향을 받았고 우리의 현존재 역시 우리보다 앞서 존재했던 것들을 재현하고 있으며, 앞으로 올 미래의 존재들에게도 영향을 미친다. 그러므로 우리는 저마다 하나의 연결고리에 속하는 것이다. 태초 우주의 빅뱅 순간부터 모든 입자는 서로 연결되어 밀접하게 영향을 미친다. 고립된 존재는 예초에 가능하지도 않았으며 세상만물은 끊임없이 흐르는 입자 에너지들의 상호작용으로 조건 지워진 것이다.

> 나뭇잎은 이 땅의 리듬에서 눈을 뜨고 눈을 감는다. 별들의 운행과 나뭇잎의 파동은 같은 질서에서 움직이고 있음을 우리는 안다. 하나의 나뭇잎이 움직일 때 우리들의 마음도 흔들린다. 온 우주의 공간이 흔들린다.
>
> – 이어령, 〈하나의 나뭇잎이 흔들릴 때〉 –

식물은 태양에서 오는 입자를 받아서 생존에 필요한 영양분을 만들어 낸다. 태양은 우리가 감지할 수 있는 빛과 에너지만 생산하는 것이 아니라 중성미자와 같은 우리가 감지할 수 없는 입자도 만들어 낸다. 대낮에 1초만 태양을 바라봐도 총 10억 개의 중성미자가 우리 눈을 통과한다. 중성미자는 아주 드물긴 하지만 염소원자를 아르곤 원자로 변환시키기도 한다. 태양에서 오는 입자들은 물론이고 우주를 관통하는 수많은 입자들 간의 상호작용은 심지어 새로운 유전 코드를 만들어 내기도 하고 변형시키기도 한다. 유전학자이자 천문학자인 칼 세이건(Carl edward Sagan, 1934~1996)은 지구생물들의 진화의 역사는 이들 '입자들의 상호작용'에 따른 결과라고 했다.

1910년을 기점으로 영국 캠브리지 대학에서 수행된 무려 45년간의 연구결과 원자의 정체가 처음으로 밝혀졌었다. 중성자가 발견된 것도 이 무렵(1932)이다. 양성자, 중성자, 전자의 구성비에 따라 원자의 종류가 결정되고 원자들이 적당히 모여서 분자를 이루고 분자는 다시 지구상에 존재하는 물질을 만들어 낸다. 우주 삼라만상은 모두 입자로 구성되어있다. 단단한 바위 덩어리도 마찬가지고 인간이라는 생명체를 이루는 약 100조 개의 세포도 만찬가지다. 분자는 원자로, 원자는 양성자, 중성자로 이루어진 작은 핵과 그 주위를 도는 전자로 이루어져 있고 양성자와 중성자에는 각각 세 개의 쿼크라는 소립자로 구성되어 있다. 쿼크는 지금까지 밝혀진 물질의 최소단위이다. 이보다 더 근본적인 입자가 있는지는 추측만 할 뿐 아직 모른다.

DNA를 이루는 질소, 치아를 구성하는 칼슘, 혈액의 주요 성분인 철, 탄수화물을 구성하는 탄소 등의 모든 원자 알갱이가 모두 별의 내부에서 왔다. 우주 삼라만상의 기원과 진화가 그 뿌리에서부터 서로 깊은 연관을 맺고 있는 것이다.

– 칼 세이건, 《코스모스》, 사이언스 북스. 2006 특별판. –

나와 우주는 하나다

우리가 자연으로부터 음의 엔트로피를 받아들이기 위해서는 나를 둘러싼 주변생태계의 건전성이 무엇보다 중요하다. 현대 양자 물리학은 나와 우주가 하나임을 증명했다. 1964년 물리학자인 존 벨(John Stewart Bell, 1928~1990)은 하나의 입자를 아주 먼 거리에 두고 가까운 한 입자를 자극하면 멀리 떨어져 있는 입자도 동시에 반응하는 것을 실험적으로 밝혔다. 존 벨은 북아일랜드 출신으로 20세기 가장 훌륭한 물리학자 중 한명이다. 분자, 원자, 양자, 중성자, 전자, 쿼크, 힉스 입자 그리고 미지의 어떤 입자 등등은 독립적으로 존재하는 것이 아니라 상호관계 속에 생겨나고 사라짐을 반복한다. 세계적인 이론물리학자인 데이비드 봄(David Bohm, 1917-1992)은 입자는 아무리 떨어져 있어도 서로 얽힘 상태에 있다고 했다. 한쪽 입자에 변화를 주면 멀리 떨어진 쌍둥이 입자도 똑같은 변화를 보인다. 이것은 실험적으로도 증명되었는데 슈레딩거(Erwin Schrödinger, 1887-1961)는 이 현상을 '양자 얽힘'이라 했고' 닐스 보어(Niels Bohr, 1885-1962)는 '비국소성의 원리(non-locality principle)'라고 했다. 미시세계에서 일어나는 이러한 현상은 거시적 물질세계에서도 똑같이 적용되는데 이를 '거시적 양자현상'이라고 한다. 동양에서도 이미 오래전에 우주의 모든 것은 하나로 연결되어있었음을 간파하고 있었다. 인간이라는 유기체 안에도 하나의 우주가 펼쳐져 있다. 이 우주 안에는 어마어마하게 많은 생명체들이 내 몸 안에서 나와 함께 살아가고 있다. 이들 생명체의 수가 100조 개가 넘는다면 상상이 가는가. 이들 중에는 장내세균도 있고 피부, 구강점막, 등등에도 서로 다른 생명체들이 긴밀히 조화를 이루며 내 몸속 우주를 형성하고 있다. 과학자들은 인간유전자 정보가 파악되면 생명활동에 필요한 모든 정보를 이해할 수 있을 것이라 굳게 믿었다. 그러나 민망스럽게도 인간게놈프로젝트(1990-2003)가 완성된 이후 이를 통해 깨닫게 된 사실은 인간이 지닌 유전자가 생명현상을 구성하는 전부가 아니라는 사실이다. 우리 몸에는 자연적으로 수많은 미생물이 서식한다. 특히 대장에는 약 1000종류의 다양한 미생물이 인체와 복잡한 상호관계를 이루며 공생하고 있다. 이들은 우리 몸의 세포(약 100조)보다도 많고, 이들의 유전자를 전부 합치면 인간 유전자의 무려 100배다. 그래서 인간의 차이는 각자의 몸에 지닌 미생물의 차이인 것이다(Human microbiome project 2008-2012). 왜냐하면 서로 다른 두 인간의 유전자는 99.9%가 일치하지만, 공생하는 미생물은 단지 10%만 일치하기 때문이다. 우리 몸속 미생물은 우리보다 100배나 많은 유전자를 가지고 우리가 만들 수 없는 것을 만들어 우리 몸에 공급한다(Nature 2012). 장내 특정 세균의 감소 혹은 소실이 난치성 대장질환의 원인이 될 수 있으며(Nature 2015), 이들의 변화가 비만을 유발하고(Science 2013), 심지어 자폐증과 같은 정신질환까지 유발할 수 있다(Science 2016). 우리 몸속 미생물과의 조화를 상실해버리면 결국 자신도 병을 얻게 된다. 모든 것이 상호의존적임을 잊어서는 안 된다.

> 만물은 서로 의존하는 데에서 그 존재와 본성을 얻는 것이지, 그 자체로서는 아무것도 아니다. 복합적인 사건들이 서로 다른 종류의 연결들과 교체하고 겹쳐지고 종합되어서 전체의 구조를 결정한다.
> – 프리초프 카프라, 《현대물리학과 동양사상》, 범양사, 2017. –

우리가 건강할 때는 우리는 몸속의 각 기관들이 제각기 떨어져 있는 것으로 느끼는 것이 아니라 그것을 완전한 전체로서 깨닫는다. 그리고 이러한 자각이 안녕과 행복의 감정을 일으킨다. 데이비드 봄이 밝혔듯이 설사 입자들이 먼 거리를 두고 떨어져 있다하더라도 두 개의 입자체계는 불가분의 전체를 이루고 있다. 독립된 부분이라는 각도에서는 분석할 수 없다. 비록 두 개의 전자가 공간으로부터는 멀리 떨어져 있더라도 순간적이면서 비국소 연결에 의해 이어져 있는 것이다. 우주의 모든 존재는 독립적으로 존재할 수 없다. 이것이 있으므로 저것이 생겨나고 저것이 사라지면 이것 또한 사라진다. 이것이 생태학의 기본원리다. 세계를 분리된 것들의 집합체가 아닌 통합된 전체로 보는, 자연속의 모든 것은 거대한 하나의 생명체라는 범아일여(梵我一如)의 세계관이야 말로 자연을 보호하고 자연으로부터 음의 엔트로피를 빨아들이는 가장 훌륭한 방편(方便)임을 잊어서는 안 된다.

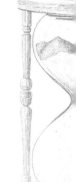

치유의 공간,
노화를 늦추는 퀘렌시아

유기체가 상당히 높은 수준의 질서를 유지하는 것은
환경으로부터 끊임없이 음의 엔트로피를 빨아들이기 때문이
다.

– 에르빈 슈레딩거 –

푸르고 울창한 자연 속에 사는 것은 전반적인 신체 건강
은 물론이고 치매의 발생위험과 그 증상을 완화해 준다. 이
것과 연관하여 그동안 진행된 여러 연구를 종합 분석한 결과
도 치매 노인의 기억력이나 인지기능의 회복이 도시에서 사
는 노인보다 자연과 함께 생활하는 노인이 더 나은 효과를 보
인다(Wendy Moyle. et al. "Effectiveness of a Virtual Reality Forest

on People With Dementia": A Mixed Methods Pilot Study. The Gerontologist, Volume 58, Pages 478-487). 육종학의 대가 루터 버뱅크(Luther Burbank. 1849-1926)는 "자연이 열어 주는 문보다 더 많은 앎으로 이끌어주는 문은 없으며, 자연 속에서 발견하는 진리 이외의 다른 진리는 존재하지 않는다."고 했다. 그는 늘 대지의 소리를 듣고 자연과 대화를 하면서 자연에서 답을 얻었다고 한다. 생태계 건전성을 포함한 자연환경이 행복지수는 물론이고 건강에 지대한 영향을 미친다는 사실은 모든 연구결과 거의 일치된 결과를 보인다. 타관에 유랑하다가 얻은 각기병은 천만가지의 약보다도 고향의 아침이슬을 밟아야 낫는다는 말이 있다. 고향의 아침이슬은 어머니 품속같이 따뜻한 고향의 자연환경을 의미하고 그곳에서 천만가지 약으로 치유할 수 없었던 병을 치유했다는 것이다. 야생동물들도 다치거나 병들면 자연 속 안전한 곳을 찾아 상처를 치유하고 기운을 회복한다고 한다. 스스로 치유하고 온전해질 수 있는 곳, 이곳을 스페인어로는 '퀘렌시아'라고 한다.

> 인간을 포함한 자연계의 모든 원자와 분자 단위의 활동은 다르지 않으며 우주는 하나로 연결된다.
> – 칼 세이건, 《코스모스》, 사이언스북스, 2013. –

앞장에서 숲속의 모든 나무와 그 속에서 살아가는 생명체는 형태는 다르지만 모두 하나로 연결되어 있음을 살펴보았다. '미타쿠예 오야신(Mitacuye oyasin)', 이 말은 '우리는 서로 연결되어 있다'라는 의미의 인디언 격언이다. 인디언들은 이미 오래전에 자연속의 모두가 하나임을 알고 있었던 것이다. 체로키 인디언들은 나무를 가까운 친척으로 여기고 심지어 숲속 나무를 가리켜 '서있는 키 큰 형제'로 여긴다고 한다(포리스터 카터, 내 영혼이 따뜻했던 날들. 아름드리미디어. 2019). 자연과 교감하는 멋진 대목이 아닐 수 없다. 인디언들은 어린 아이들을 어릴 때부터 숲속으로 데려가 특정한 나무를 정해주고 만지고, 껴안고, 기대면서 한나절씩 나무와 지내게 한다고 한다. 이들은 정신적으로나 육체적으로 힘들 때면, 숲속 자신이 정해둔 나무를 찾아가 나무와 교감하며 한동안 위로의 시간을 가지면서 자신을 치유하고, 다시 활기를 얻는다고 한다.

자연의 힘으로 병을 예방하고 치료하고자 했던 흔적은 우리의 전통과 관습에서도 발견할 수 있다. 필자의 어린 시절, 정월대보름날이 다가오면 내 할머니는 둥근 달이 떠오르기를 기다렸다가 당신의 어린 손자 손녀들을 모두 마당으로 불러내어 마당에 엎드리게 한 뒤, 우리들의 건강을 달을 향해 빌었다. 이것은 우리 집 뿐만 아니라 정원대보름날이면 집집마다 어김없이 행해지는 우리 마을의 오랜 전통이자 관습 중 하나였다. TV 프로그램 중 '나는 자연인이다'라는 프로가 있다. 내가 본 이 프로의 주인공들은 대부분 생활고에 시달리다가 마음과 육체의 병을 얻은 사람들이었다. 이들이 자연의 품에 안겨 스스로를 치유하며 행복한 일상을 살아가는 모습을 방송을 통해 지켜보노라면, 인간이야말로 가장 자연 친화적인 생명체임을 다시 한번 깨닫게 된다.

울울창창한 자연의 숲은 우리들의 영원한 '퀘렌시아'다. 숲속을 걷다보면 점점 숨도 깊어져서 들숨은 숲속의 모든 것들을 내 몸속으로 빨아드린다. 마침내 숲과 나는 하나가되어 결코 분리되지 않는다. 숲과 내가 별개라는 생각은 그저 관념일 뿐이다. 숲은 우리들의 영원한 '퀘렌시아'다. 수많은 생명체를 낳고 키우며, 상처받은 것들을 불러들이고 회복시키는 신비스런 공간이다. 중국의 유명한 문학가이자 평론가인 임어당(林語堂, 1976~)은 "초목과 벗이 되고 흙과 가까이 하면 마음은 이미 만족스럽다."고 했다. 그곳이 바로 '퀘렌시아'다.

제1장에서 언급했듯이 살아있는 유기체는 끊임없이 자신의 엔트로피를 증가시킨다. 마침내 엔트로피가 최고점에 이르면 모든 생명체는 죽음에 이른다. 생명체가 생명현상을 유지하는 한 물질대사는 일어날 수밖에 없고, 이 과정에서 엔트로피는 필연적으로 증가된다. 그럼에도 불구하고 유기체가 상당히 높은 수준의 질서를 유지하는 것은 '퀘렌시아'와 같은 자연환경으로부터도 끊임없이 '음의 엔트로피'를 빨아들이기 때문이다. 송강 정철의 〈관동별곡〉에 보면 '강호에 병이 깊어 죽림에 누웠더니'라는 대목이 나온다. 송강 정철의 '퀘렌시아'

는 죽림이었던 것이다. 송강 정철은 그 속에서 엔트로피를 낮추어 내면의 질서를 회복하며 자신의 병을 치유하고자 했던 것이다. 자연은 '네겐트로피'의 원천이며 우리들의 영원한 '퀘렌시아'다.

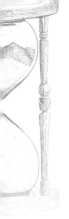

엔트로피를 늦추는
네겐트로피 식단이란?

잘 먹어야 엔트로피를 낮춘다

　모든 생명체는 엔트로피를 감소시켜 최대한 죽음으로부터 멀어지려고 한다. 인간과 같은 고등동물은 유기화합물로 이루어진 질서 있는 상태의 음식을 섭취함으로써 음식이 지닌 질서를 빨아들이는데 이 과정을 대사(metabolism)라고 한다. 음식의 에너지는 신체의 활동을 위한 역학적 에너지로 사용될 뿐 아니라 우리가 끊임없이 환경으로 방출하는 열로도 사용된다. 그리고 우리가 열을 방출하는 것은 우연이아니라 필수적인 일이다. 바로 그것이 우리가 물리적인 삶의 과정 속에서 끊임없이 생겨나는 엔트로피의 잉여분을 처분하는 방식이기 때문이다.

– 에르빈 슈레딩거, 〈생명이란 무엇인가?〉, 궁리출판, 2017. –

에너지를 섭취하지 못하면 살아남을 수 없다. 인간을 포함한 생명체가 엔트로피를 낮추어 체내 항상성을 유지하기 위해서는 에너지를 원활하게 섭취해야 한다. 지나친 다이어트로 음식을 제대로 섭취하지 못하면 기초대사를 포함한 인체의 모든 기능이 저하되고, 반대로 에너지의 과잉섭취는 비만과 같은 다른 위험한 질환을 불러들인다. 음식섭취의 기본원칙은 적당량을 골고루 섭취하는 것이고, 아무리 몸에 좋은 음식이라 하더라도 과하면 부족함만 못할 수도 있음을 명심해야 한다.

의료계는 음식을 섭취함에 있어 가능한 지방과 당분 함량이 높은 음식은 피하고 에너지 밀도가 낮은 음식을 섭취할 것을 권한다. 잘 알다시피 에너지 밀도가 높은 음식으로는 각종 튀김류, 패스트푸드, 떡, 과자, 아이스크림, 인스턴트 등의 가공식품이 여기에 해당하고, 에너지 밀도가 낮은 음식으로는 토마토를 포함한 각종 야채, 정제되지 않는 잡곡류 등이있다. 현재 우리나라 국민의 식습관에서 우려할 점은 에너지 밀도가 높은 음식의 섭취비중이 점점 늘어난다는 점이다. 탄수화물을 주식으로 하는 우리나라 국민들은 과거에는 정제하지 않은 잡곡류의 섭취가 비교적 높은 비중을 차지하고 있었으나 점점 감소하여 현재는 당지수가 높은 정제된 흰쌀과 흰 밀가루로 만든 음식의 섭취 비중이 높아지고 있으며, 게다가 고칼로리 정크 푸드의 섭취가 늘면서 필요한 영양소의 섭취는 결핍되고 에너지는 과잉 섭취되고 있다.

3대 필수 영양소인 단백질, 탄수화물, 지방이 음식을 통해 흡수되면 최종단계에서는 간에서 분해되어 포도당과 유리지방산(FFA) 형태로 바뀐다. 유리지방산이 우리가 주로 사용하는 에너지인데 과잉된 유리지방산은 지방의 형태로 우리 몸에 축적된다. 내장에 과도하게 지방이 축적되면 여러 가지 질병의 발생위험이 높아진다. 참고로 이미 잘 알고 있는 내용이지만 의료계에서 권고하는 바람직한 식습관을 정리하면 다음과 같다.

1) 채소, 과일, 유제품을 매일 먹자

여러 가지 채소를 매일 먹는다. 다양한 제철 과일도 먹는다. 단 당뇨환자에서는 과당섭취를 제한하기 위해 과일 대신 토마토 같은 야채 섭취를 권한다.

2) 지방이 많은 고기와 튀긴 음식을 적게 먹자

고기는 기름을 떼어 내고 먹는다. 튀기거나 볶은 음식은 가능한 적게 먹는다. 계란, 두부, 지방이 거의 없는 고기를 통해 단백질을 충분히 섭취하도록 한다. 특히 나이가 들수록 다양한 단백질을 충분히 섭취해야 한다.

3) 짠 음식을 피하고, 싱겁게 먹자

장아찌, 젓갈과 같은 짠 음식을 적게 먹는다. 음식을 만들거나 먹을 때 소금이나 간장을 적게 사용한다. 세 끼 식사를 규칙적으로 즐겁게 하자. 먹는 음식의 종류도 중요하지만 먹는 태도도 중요하기 때문이다. 가능한 아침을 거르지 않도록 하고, 저녁 식사는 가족과 함께 즐겁게 하자.

4) 가능한 집 밥 먹자

저혈당지수 음식은 섬유질이 풍부한 '거친 음식'이다. 현미 등의 잡곡밥, 호밀빵, 메밀국수, 콩 및 각종 채소는 소화된 후에도 혈당을 천천히 올리는 음식이기 때문에 인슐린 분비에 대한 부담이 적다. 흰쌀밥, 정제된 흰 밀가루로 만든 음식, 정제된 설탕이 든 음식과 같이 혀끝에서 바로 단맛을 느끼게 하는 식품은 먹자마자 혈당을 확 올라가게 만든다. 그러면 인슐린도 순간적으로 많이 분비돼야 한다. 이런 일이 반복되면 인슐린 분비에 이상이 생겨 인슐린 저항성을 초래하게 된다. 잡곡밥과 다양한 반찬으로 구성된 집 밥으로 끼니를 해결하자.

5) 트랜스지방은 지방 중에서 건강에 가장 해로운 지방이다

우리가 먹는 감자튀김, 식물성 쇼트닝, 마가린, 여러 과자류에 겉면에 반짝거리며 윤이 나는 지방이 바로 트랜스지방이다. 이 지방을 장기간 섭취하면 인체에 해로운 혈중 콜레스테롤과 중성지방은 상승하고 몸에 필요한 유익한 지방 성분은 오히려 감소한다. 이중으로 인체에 해를 끼치는 셈이다. 결국 혈관 내막이 손상을 받아서 동맥경화를 유발한다. 미국 FDA에서는 2006년 1월부터 모든 제조 음식에 트랜스지방의 함량을 표시하도록 지시한 바 있으며 하루 필요한 전체 열량의 1% 미만으로 섭취하도록 권유하고 있다. 덴마크에서는 모든 제조 식품에 트랜스지방의 사용을 2% 미만으로 제한하고 있다. 이는 앞으로 더욱 엄격해질 조짐이다. 참고로 트랜스지방은 식물성 기름을 경화하는 과정에서 생겨난 포화지방산을 말한다. 마가린, 스낵류, 후라이드, 패스트푸드 등에 대표적으로 많이 포함되어 있다. 결론적으로 트랜스지방을 섭취하게 되면 중성지방과 혈중 악성 콜레스테롤(LDL)은 증가하는 반면 좋은 콜레스테롤(HDL)은 감소한다. 뿐만 아니라 악성 콜레스테롤의 입자가 더욱 단단해지고 작아진다. 그렇게 되면 이들 입자들은 혈관 벽에 쉽게 침투하여 혈관 벽을 손상시키고 동맥경화를 촉진시킨다.

6) 당분 섭취를 줄이자

면역력은 여러 요인으로 향상되기도 하고 억제되기도 하는데, 특히 음식과 관련하여 고칼로리 정크 푸드나 동물성지방을 과잉섭취하게 되면 세포전달물질중 하나인 렙틴저항성이 초래된다. 설탕도 마찬가지다. 렙틴은 면역계의 핵심역할을 하는 T세포와 NK세포의 성장과 증식을 조절하여 면역기능에 중요한 역할을 하는데, 렙틴저항성이 초래되면 면역기능은 심각한 타격을 입게 되고 그 결과 체내질서는 빠른 속도로 허물어지고 만다. 1970년대 옥수수로 개발된 액상과당은 기존의 분말 설탕보다 3배나 싼 이유로 우리가 생각할 수 있는 모든 음식, 물엿, 탄산음료, 분유, 피자, 각종 소스 등에 사용되기 시작했다. 더 달고 중독성은 더 강하다. 몸속에서 지방으로 더 쉽게 전환되며 더 나아가 우리 몸의 필수효소인 렙틴의 활성을 억제한다.

7) 음식을 먹는 태도 또한 중요하다

우리는 음식을 통해 에너지를 섭취하고 이를 바탕으로 체내의 질서를 유지한다. 음식은 필수영양소를 바탕으로 종류는 다양하게 양은 알맞게 섭취해야 하지만 더 중요한 것은 음식을 먹는 태도다. 아무리 좋은 음식도 귀한 줄 모르고 시간에 쫓겨 허겁지겁 먹는다든가, 불쾌한 감정이 개입되면 문제를 일으킨다. 소화 장애를 일으키기도 하고 위산을 과다 분비시켜 위염을 초래하기도 한다.

프렌치 패러독스(French paradox)

이미 잘 알려진 대로 '프렌치 패러독스'란 프랑스인들이 미국인이나 영국인 못지않게 기름진 음식을 즐기지만 이들보다 심장병에 덜 걸리는 현상 때문에 나온 말이다. 1991년 '프렌치 패러독스'가 처음 소개될 때는 프랑스인들이 즐겨 마시는 포도주가 심장병을 낮추는 것으로 보도되었다. 그러나 많은 학자들이 동의하는 '프렌치 패러독스'의 본질은 포도주가 아니라 프랑스 사람들의 음식을 먹는 태도다. 미국 토마스 제퍼슨 대학의 통합의학센터의 책임자로 있는 다니엘 몬티 박사의 연구에 의하면 비록 몸에 좋지 않다고 알려진 음식일지라도 즐기고 맛을 음미할 수 있었던 사람에게서는 면역기능이 향상되었다고 한다. 프랑스인들이 포화지방이 풍부한 육류와 술을 즐기면서도 노년까지 건강한 삶을 살아가는 비결은 함께 모여 즐기는 그들의 식사문화가 건강에 긍정적으로 작용한 것으로 결론지었다. 많은 양자물리학자들도 긍정적 감정과 의식이 인체를 포함한 물질세계에 큰 영향을 미친다고 주장한다.

음식은 물론이고 음식을 대하는 태도를 중요하게 여기는 것은 어느 민족이나 마찬가지다. 기독교인들은 음식을 먹기 전에 반드시 감사 기도를 하고 먹는다. 절집에서도 식사 전에는 공양계송을 하고 먹는데 오관게라고 하는 공양계송을 소개하면 다음과 같다.

계공다소 양피래처(計功多小 量彼來處)
촌기덕행 전결응공(忖己德行 全缺應供)

방심이과 탐등위종(防心離過 貪等爲宗)

정사양약 위료형고(正思良藥 爲療形枯)

위성도업 응수차식(爲成道業 應受此食)

이 음식이 온 곳과 그 공덕의 많고 적음을 헤아려보니,

내 덕행으로는 떳떳하게 공양 받기가 부끄러워라.

마음을 다스려 허물을 벗어나는 것에는 탐욕 등이 으뜸이
니,

몸이 마르는 것을 막는 약으로 여겨

깨달음을 이루기 위하여 이 음식을 받습니다.

절집의 공양계송은 수행인들의 음식을 대하는 태도가 어
떠한지를 엿볼 수 있는 중요한 대목이 아닐 수 없고 우리로
하여금 실로 많은 것을 생각하게 한다. 어찌됐던 음식을 귀
하게 여겨야하고 항상 감사하고 즐겁게 먹어야 한다.

8) 고지혈증의 식사요법

한국지질·동맥경화학회에서 2022년 소개된 '한국인 이상
지질혈증 진료지침 제5판'에 따른 '고지혈증의 식사요법'을
요약하면 다음과 같다. 에너지 과다 섭취로 인해 체내 잉여
에너지가 많아지면 간세포 내에서 콜레스테롤 합성이 촉진되
어 혈청 총콜레스테롤 수치가 상승한다. 과거 5-10% 체중 감

소 시 혈청 LDL 콜레스테롤이 15% 정도 감소될 수 있는 것으로 알려졌으나, 근래 연구들에서 보고된 체중 감량으로 인한 콜레스테롤 감소 효과는 이보다는 적지만 적정체중을 유지할 수 있도록 에너지 섭취를 조절해야 한다. LDL 콜레스테롤이란 혈관을 막히게 하거나 혈관에 직접 손상을 끼치는 콜레스테롤을 말한다. 사람을 대상으로 한 몇몇 실험연구에서 콜레스테롤 섭취가 콜레스테롤 흡수와 지질 대사에 미치는 영향을 조사했는데 개인차가 큰 것으로 확인되었다. 한편 상당수의 임상연구들에서 콜레스테롤 섭취가 총콜레스테롤과 LDL 콜레스테롤 수치에 영향을 미치지만, 그 정도가 포화지방산과 트랜스지방산에 비해 적은 것으로 보고하였다. 그러므로 혈청 LDL 콜레스테롤 상승을 예방하기 위한 콜레스테롤 제한의 필요성이 확실하지 않고, 오히려 식사의 질을 저하시킬 수 있다는 사유로 2015년 미국인을 위한 식사권고안(Dietary Guideline for American)에서는 제외되었다. 결론적으로 말하면 이상지질혈증의 관리를 위한 구체적인 콜레스테롤 섭취량을 제시하기에는 그 근거가 충분하지 않은 것으로 판단된다. 참고로 콜레스테롤은 간에서 하루 1,000mg 정도가 합성된다. 이렇게 합성된 콜레스테롤은 세포벽, 성 호르몬, Vit-D를 합성하는데 쓰여 지고 남은 것은 다시 간으로 불러들인다. 음식으로 섭취되는 콜레스테롤의 양은 한국인의 경우 약 300mg 정도인데, 이렇게 음식으로 섭취한 콜레스테롤이 혈중으로 흡수되는 것은 5% 미만이다. 그러므로 식이요법은 효과가 없거나 미미하다.

콩류, 과일 및 채소류, 전곡류 등에 포함된 식이섬유, 특히 수용성 식이섬유는 콜레스테롤을 직접 낮추는 효과가 있는 것으로 보고되었다. 따라서 포화지방산 섭취를 줄이는 방안의 하나로 식이섬유 함량이 높은 복합탄수화물 식품을 선택하는 것이 LDL 콜레스테롤을 낮추면서 다른 지단백에 부정적인 영향을 미치지 않는 것으로 제안되고 있다. 최근 국제적으로 이상지질혈증의 관리 및 심혈관질환의 예방을 위한 식사지침은 단일 영양소가 아닌 전체적인 식사의 질을 강조하는 식사패턴 형태로 제시되고 있다. 그 대표적인 예가 지중해식 식사와 DASH 식사이다. 지중해식 식사는 지중해 인근 지역 국가들에서 발견되는 전통적인 식사 형태로, 주요한 식품 구성은 통곡류, 콩류, 견과류, 과일류, 채소류, 올리브유이다. 가장 큰 특징은 지방 섭취 비율이 높음에도 불구하고, 단일불포화지방산 섭취가 포화지방산 섭취의 2배 이상이라는 점이며, 대부분 단일불포화 지방산 섭취는 올리브유로부터 얻는다는 특징이 있다. 이러한 지중해식 식사패턴은 정해진 형태가 있지는 않지만, 주요한 식품 구성을 지킬 경우 많은 역학 연구들에서 심혈관질환의 위험도를 감소시킨다는 비교적 일치된 결과들을 보고하고 있다. 또한 미국은 심혈관질환의 위험을 낮추기 위한 균형 잡힌 식사패턴인 DASH 식사패턴을 고안하였다. DASH 식사패턴은 혈청 총콜레스테롤, LDL 및 HDL 콜레 스테롤 수준도 개선하는 것으로 보고되었다. 공통점은 채소류, 과일류, 통곡류, 콩류, 견과류, 생선류가 풍부하고, 단 음식이나 붉은 육류의 섭취를 제한한다는 점이다.

우리나라 인구집단의 식생활은 밥을 주식으로 하며 탄수화물 섭취 비율이 높은 식사패턴을 보인다. 우리나라 성인의 이상 지질혈증 관리를 위해서는 지방 섭취뿐만 아니라 탄수화물 섭취의 양과 질에 대한 고려도 중요하며, 우리나라 사람들에게 적절한 식사패턴을 권고하는 것이 필요하다. 콩류, 채소류, 버섯류, 생선류, 해조류의 섭취가 많은 식사패턴이 남녀 모두에서 콜레스테롤혈증의 위험도를 낮추었다. 따라서 한국지질.동맥경화학회에서는 우리나라 사람들의 이상지질혈증 관리의 바람직한 식사패턴은 다음과 같이 권고한다.

(1) 쌀밥을 주식으로 하여도 잡곡, 통밀 등 통곡류 식품의 섭취 비중을 높이고, 전체적인 탄수화물 섭취 비율이 높지 않도록 주의한다.

(2) 부식으로는 다양한 식품을 선택하는 것이 중요하며, 생채소류, 콩류, 생선류가 풍부하도록 식사를 구성하고, 반면 적색육이나 가공육의 섭취는 줄이는 노력이 필요하다.

(3) 또한 생과일과 흰 우유의 적정한 섭취는 권장되지만,

가급적 단 음료나 디저트의 섭취는 자제하는 것이 필요하다.

9) 비타민과 미네랄

우리 몸은 탄수화물, 지방, 단백질 등의 필수영양소 외에도 다양한 비타민과 미네랄을 필요로 한다. 비타민과 미네랄은 아주 극소량을 필요로 하지만 결핍되면 건강상의 문제가 유발된다. 몇 가지 예를 들면, 비타민 B6(피리독신)의 경우 결핍되면 피부염, 구각염, 말초신경장애 등의 신체적 문제와 우울증을 촉진할 수도 있다. 반대로 과하면 손발이 저리고 입 주위 감각이 둔화되며 신경장애가 나타날 수 있다.

과잉섭취로 인한 중독현상은 음식을 통해서는 생기지 않으나 약물이나 보충제의 형태로 복용 시 나타날 수 있으므로 주의를 요한다. 비타민 B6는 갑각류, 고등어, 달걀과 같은 난류, 간, 콩팥 등의 동물성 식품과 현미와 같은 정맥하지 않은 곡류와, 바나나, 시금치, 대두, 감자, 양파와 마늘, 쌀에 풍부하다. 정상적인 식사를 할 경우 보충제의 형태로 따로 섭취할 필요가 없다.

비타민 B12(코발라민)는 콜레스테롤의 일종인 호모시스테인을 제거하고 신경손상을 막아주며 부족하면 세로토닌과 도파민 같은 신경전달물질이 충분하게 만들어지지 않아 치매나 우울증의 위험을 높인다. 이것은 육류와 달걀 등 동물성 식품에 풍부하다.

비타민B9(엽산)은 태아의 뇌 발달을 돕고 임산부에서 이것이 결핍되면 태아의 신경관 결손이 유발한다.

비타민 B9는 과일, 달걀, 콩, 소의 간과 브로콜리에 풍부하다. 모두 한국인들이 평소 즐겨먹는 음식들이다.

체내 각종 미네랄성분도 비타민만큼이나 중요한데, 이중 중요한 몇 가지를 소개하면 다음과 같다.

미량영양소인 **마그네슘**은 300종이 넘는 체내 효소의 활성을 촉진한다. 이것 역시 극소량이 필요한데, 정상적인 식사를 하는 한 마그네슘 부족으로 인한 문제는 일어나지 않는다. 마그네슘은 전곡류, 콩류, 두부, 견과류, 대구, 고등어, 맥아 등에 풍부하다.

아연 역시 극소량이 필요한 체내 주요 미네랄 성분 중 하나다. 아연은 DNA 생성에 관여하고 우리 몸의 면역체계를 튼튼하게 해준다. 산후에는 아연결핍증이 생기기 쉬운데 이는 임신말기가 되면 산모 체내에 비축된 아연이 모두 태아에게 가기 때문이다. 아연은 보리, 콩, 현미 등의 잡곡밥과 굴, 꽃게, 소고기, 돼지고기, 꽃상추, 아스파라거스 등에 풍부하다. 그러므로 산후 조리를 위해서는 이것저것 가릴 것 없이 골고루 잘 먹는 것이 중요하다. 아연을 보충제와 같은 알약의 형태로 복용 시 과잉되기 쉽고 이 경우 미각 및 후각손실, 오심 등 다양한 부작용이 나타날 수 있다.

우리 몸에 꼭 필요한 것이라 할지라도 과잉되면 문제를 일으킨다는 점을 반드시 명심해야 한다. 예를 들어 당과 탄수화물은 우리 몸에서 비타민과 미네랄과는 비교가 안 될 정도로 중요하지만 당과 탄수화물의 과잉섭취는 만성피로를 유발하고 우울증 증세를 악화시키며 비만과 각종 대사 장애를 유발한다. 우리가 생명을 영위함에 있어 없어서는 안 될 공기 중의 산소도 마찬가지다. 우리가 마시는 공기는 질소 78%, 산소21%로 구성되어 있고, 나머지는 수증기, 이산화탄소, 아르곤 등으로 구성되어 있다. 산소가 몸에 좋다하여 각종 영양보충제처럼 산소만 따로 흡입하면 산소농도가 높아지고 결과적으로 산소의 독성은 폐에 염증을 비롯하여 심각한 손상을 입힌다.

비타민과 미네랄은 음식의 형태로 섭취해야 과잉섭취로 인한 문제가 일어나지 않는다. 골고루 먹되 적당히, 음식섭취만큼 중용의 법도가 요구되는 것은 없다. 중용(中庸)이 정도(正道)다.

6월의 소반(小盤)

들판은 다시 가지런해졌다. 횡과 열을 맞춘 이앙된 벼들의 공간사이로 거침없이 바람이 지나고, 쏟아지는 태양 빛의 입자는 점점 가팔라져 들판은 하루가 다르게 성숙해 간다. 벼들도 이제는 자리를 잡은 듯 한결 튼실해졌다. 숨 가쁘게 달려가는 6월의 들녘이다. '6월의 소반(小盤)'은 이맘때 농부들이 자식처럼 자라나는 들판을 바라보며 마주한 소박한 밥상이다.

갓 돋아난 새순들이 봄철 소반의 주인공이었다면 6월 소반의 주인공은 자연광을 받고 자란 더욱 강성해진 잎들과 된장이다. 잎사귀와 된장의 조화가 만들어내는 절묘한 맛은 6월 소반이 아니고는 맛볼 수 없다. 입안 가득 아삭거리며 퍼져가는 촉감과 향, 그리고 된장과 어우러진 이 맛은 이들이 지닌 화학적 요소들의 작용만으로 만들어지는 것이 아니다. 이 맛은 오롯이 봄농사를 끝낸 농부들이 6월의 들판을 바라볼 때 생겨나는 감정이 보태져 만들어진 것이다. 우리들의 부모가 느꼈을 이 맛은 우리들에게도 고스란히 전수되어 6월이면 강된장과 잎사귀로 가득한 '6월의 소반'이 그리워지는 것이다.

음식의 맛은 집착과 욕심을 불러오는 강한 자극임에 분명하지만 6월 소반에는 강한 자극이 없다. 6월의 소반은 마주하는 순간 자연이 키워낸 싱싱한 생명체가 우리 몸속으로 들어와 건강하게 뒤섞인다. 뒤섞여 잎사귀들이 지닌 풍부한 화학적 요소(칼륨)들은 장이 지닌 과도한 염분을 배설시키고, 장은 이들이 지닌 풍부한 항산화적 요소들을 하나하나 풀어낸다. 하지만 이와 같은 화학적 변화들은 우리들의 인식영역을 한없이 벗어난다.

여름은 검푸른 잎들의 계절이다. 잎사귀 채소의 섭취가 대장암과 위암 그리고 심혈관 질환의 발생은 물론이고, 이들 질환으로 인한 사망을 줄인다는 것은 익히 알고 있는 사실이다. 섭취가 많을수록 이들 질환의 예방효과도 커진다. 칼로리와 지방은 넘쳐나지만 정작 중요한 것은 이들이 지닌 영양소다. 그래서 등장한 것이 영양보충제다. 영양보충제는 어느덧 우리시대의 문화적 강박이 되었다. 하지만 많은 연구자들이 부족한 영양분을 음식을 통해서 섭취하기를 강력히 권고한다. 영양보충제란 효과가 없거나 미미하지만 과하면 해가 될 수 있기 때문이다. 필요한 것은 '6월의 소반'이다.

– 김문찬의 건강지평, 〈6월의 소반〉, 경상일보.2019.

과유불급,
운동과 엔트로피의 상관관계

과격한 운동은 엔트로피의 증가를 가속시킨다

　운동은 질병예방은 물론이고 건강증진을 위한 필수조건
이다. 신체활동은 에너지 대사를 개선시키고 인체에 유익
한 여러 물질의 합성과 분비를 촉진시킨다. 하지만 너무 과
격해지면 엔트로피의 증가 속도가 더욱 가팔라짐을 유의해
야 한다. 운동의 강도와 지속 시간 그리고 운동에 쓰이는 근
육세포의 유형에 따라서 때로는 유산소대사가 진행되고 때
론 무산소대사가 진행된다. 소위 유산소 운동이란 운동과정
에서 유산소 대사가 일어나는 운동을 말하는데, 유산소대사
(aerobic metabolism)는 보통 3분 이상 지속적으로 운동을 할
때 일어나며 유산소 대사가 유지되려면 옆 사람과 가벼운 대

화가 가능할 정도의 운동 강도여야 한다. 반대로 무산소 대사 (anaerobic metabolism)는 100m 달리기와 같이 짧은 시간 격렬하게 운동할 때 일어난다. 운동 도중 어느 순간 몹시 힘들어지면서 호흡이 거칠어지게 되는데 이때가 바로 무산소대사 과정이다. 호흡수가 증가하는 것은 무산소 대사과정에서 유발된 대사성 산증(metabolic acidosis)을 개선하기 위해 몸 안에 축적된 이산화탄소를 빨리 몸 밖으로 내보내기 위해서다. 그렇게 하지 않으면 젖산이 축적되고 대사성 산증이 악화되어 아주 위험한 순간에 빠질 수도 있다. 경쟁적으로 하는 100m 달리기처럼 강도가 높은 과격한 운동은 유산 증가를 촉진시키고 엔트로피 증가를 가속시킨다. 운동을 처음 시작하는 경우, 특히 나이가 50대를 넘어 섰다면 첫 1주 동안은 하루 10분씩 걷기 시작하여 1주 간격으로 5분씩 늘려간다. 이렇게 하여 8주가 지나면 하루 45분씩 걷게 되는데, 이렇게 점차 운동 강도와 시간을 단계별로 늘려 가면 생리적 적응이 일어나 1시간 가까이 장시간 운동을 하더라도 유산이 축적되지 않고 심근에도 부담도 없다. 오히려 인체 여러 효소들을 활성화시켜 건강을 증진시키고 심신을 안정시킨다. 운동 후에 피로감 대신 오히려 행복감을 느꼈다면 운동을 잘 한 것이다.

유산역치(Anaerobic Threshold)

운동 강도가 높아져서 어느 한계를 넘으면 점차 당질의 이용 비율이 높아져서 지방을 분해하지 못한다. 이 한계가 바로 유산역치(lactate threshold)다. 건강을 개선시키기 위해서는 인체에 저장되어 있는 지방을 소모시켜야 하는데 이렇게 하려면 중간강도 이하의 가벼운 운동을 최소 30분 이상 지속하는 것이 좋다. 운동 시작 직후 호흡이 거칠어지면서 힘든 순간이 찾아오는데 이때가 바로 유산역치(anaerobic threshold)에 다 달은 순간이다. 강도를 조절해가면서 조금만 더 운동을 지속하면 호흡이 안정되면서 기분이 업(up)되는 것을 느낄 수 있을 것이다. 이때부터 지방이 소모되기 시작한다. 피로회복과 심신의 안정을 위해서는 굵고 짧게 하는 경쟁적 운동이 아니라 산책, 가벼운 조깅, 자전거, 수영 등 전신 근육을 이용한 유산소 운동을 중간 정도 이하의 강도(숨이 약간 찰 정도)로 길게 하는 것이 좋다. 60대 이상의 나이에서는 더욱 그렇다. 절대 노익장을 과시한답시고 과격하게 해서는 안 된다. 이렇게 꾸준히 운동을 지속하면 인체에 좋은 콜레스테롤(HDL)까지 증가하게 되며, 행복물질의 합성과 분비가 증가되고 피로감도 해소된다. 반대로 과격한 경쟁적 운동을 오래하게 되면 교감신경의 과도한 흥분과 함께 에너지 대사가 가열되면서 엔트로피의 증가 속도는 더욱 가팔라진다.

운동을 처음 시작하는 경우 낮은 강도에서 시작하여 최대 심박수(220-연령)의 40-50%에서 시작한다. 가령 현재 나이가 60이라면 220-60=160이고 여기의 50%는 80이니 운동시 최대 심박동수가 80-100정도면 적당하다. 이 정도 강도의 운동이라면 운동을 하면서 옆 사람과 대화가 가능하고 숨이 약간 찰 정도가 된다. 참고로 적당한 운동을 꾸준히 하면 면역세포의 기능이 향상될 뿐만 아니라 제1장에서 언급했듯이 운동을 하면 자연스레 우리 몸에서 활성산소가 만들어 지는데 이는 미토콘드리아 내에 쌓인 노폐물 제거한다. 미토콘드리아는 자체 유전자를 가진 우리 몸의 발전소다. 당과 지방 등의 영양소를 분해해서 에너지 생산하는 곳이다. 미토콘드리아의 기능이 저하되면 에너지 생성과 효율이 저하되고 그 결과 여러 가지 문제를 일으킨다. 미토콘드리아는 만성질환 및 기타 노화의 측면에서 핵심적인 역할을 하는데 우리 몸에서 만들어진 활성산소가 미토콘드리아를 보호하는 것이다. 뿐만 아니라 우리 몸에서 만들어진 활성산소는 외부에서 침입한 병원체를 무력화시키는데도 중요한 역할을 한다. 지금까지의 여러 연구를 종합하면, 매주 3회 이상의 규칙적인 운동은 사이토카인을 분비시켜 면역세포의 증식과 활동을 더욱 증가시킨다. 외부항원(여러 알레르젠, 바이러스, 세균 등)에 대한 반응이나 정보전달 능력은 면역계에서 중요한 역할을 하는데, 운동에 의해 분비되는 여러 물질들이 이와 같은 능력을 향상시키는 것이다. 규칙적인 운동으로 정보전달 능력이 향상되면 면역세포의 기능은 더욱 향상된다.

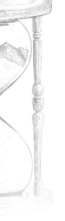

생체리듬을 잃으면
노화가 가속된다!

소위무극대도(所謂無極大道) 시중생지정성아(是衆生之正性也).

대도(大道)는 자연의 원리인 리(理)를 말하고,

개체마다 자연의 원리인 리(理)가 내재되어 있다.

즉 자연 전체로 말하면 리(理)이고, 개체로 말하면 성(性)인 것

이다.

－ 성현영 지음, 최진석·정지욱 옮김, 《老子義疏》, 소나무, 2007. －

　노자(老子)는 모든 생명체의 작동원리(性)는 자연의 원리(理)
와 같고 자연의 원리가 곧 생명체의 원리라고 했다. 현대과학
이 밝혀낸 사실도 여기에 부합한다. 생명체는 하루의 변화에
대응하여 생리작용을 준비하는데 이것을 소위 생체리듬 혹은

일주리듬(circadian rhythm)이라고 한다. 일주리듬을 따라 해가 뜨면 깨어나고, 해가 지면 수면에 잠긴다. 자연의 리듬이 곧 생체리듬인 것이다.

우리는 태양과의 관계 속에서 태양의 위치변화를 통해 시간의 흐름을 감지하는데, 이러한 흐름을 감지하는 우리 몸이 지닌 시계를 '생체시계'라고 한다. 우리 몸속 생체시계는 하루 동안 주요 기관들의 작동과 휴식을 제어하고 지휘함으로써 생체리듬을 만들어 낸다. 생체리듬을 통해 손상된 조직이 복구되고 세포가 생기를 되찾고 새로운 세포가 생성되기도 한다. 생체리듬을 유지하는 것은 우리 몸의 생체시계가 정상적으로 작동되기 때문인데, 생체리듬의 만성적인 불일치는 엔트로피를 증가시켜 체내 질서를 무너뜨리고 그 결과 다양한 질병을 불러온다.

치매에 걸릴 위험이 큰 유전자를 가진 쥐의 수면을 제한함으로써 생체리듬을 망가뜨리자 치매 원인 물질 중 하나인 베타 아밀로이드가 크게 증가하였다. 그 결과 치매뿐만 아니라 고혈압, 당뇨, 파킨슨병 및 암 발생의 위험이 놀라울 정도로 증가하였다. 비행기 여승무원에서 유방암위험이 증가하는 것도 생체리듬의 만성적인 불일치의 결과다(Weinmann Sandra, et al. Breast Cancer Among Female Flight Attendants and the Role of the Occupational Exposures: A Systematic Review and Meta-analysis. Journal of Occupational and Environmental Medicine

2022). 2017 노벨생리의학상은 24시간 단위의 생물학적 리듬(일주리듬; circadian rhythm)을 조절하는 유전자를 분리하여 생체시계의 비밀을 밝혀낸 미국의 과학자 3명이 수상했다. 이 유전자를 주기 유전자(period gene)라고 하는데 이들의 연구 성과는 인간이 어떻게 생체리듬을 조정해 지구의 회전과 일치시키는지를 설명하고 있다. 앞에서 밝혔듯이 모든 생명체는 생체시계의 지휘아래 생리현상을 작동시킨다. 생존활동을 하는 낮 시간이면 교감신경을 작동시켜 우리를 긴장시키고, 밤이면 반대 작용을 하는 부교감신경을 작동시켜 우리를 편안히 쉬게 만든다. 이것이 바로 생체리듬이다. 엔트로피의 증가 속도를 일정수준으로 유지하는 것도 생체리듬 덕분이다. 리듬을 잃어버리면 엔트로피의 증가 속도가 가속되고 결국 생명체의 질서는 빠른 시간 내에 붕괴되고 만다.

노화를 늦추는
네겐트로피의 원천, 햇빛

햇빛은 '네겐트로피'의 원천이다

식물들은 빛을 이용해 에너지(포도당)를 합성한다. 그러므로 식물에게 '음의 엔트로피'를 공급하는 가장 강력한 원천은 햇빛이다. 인간의 신체와 빛의 관계도 식물과 빛의 관계만큼이나 중요하다. 얇은 막에 둘러싸인 인간세포 속 미토콘드리아는 빛에 민감한 분자들로 가득하다. 앞에서 유기화합물로 이루어진 음식의 질서를 빨아들이는 과정을 대사(metabolism)라고 했다. 빛은 대사과정에도 중요한 역할을 하는데, 빛의 입자가 피부를 통해 들어와 우리 몸속 유기화합물에 닿으면 세포내에서 에너지의 생산과 저장과정이 촉진된다. 이렇게 만들어진 에너지를 바탕으로 세포는 스스로 발생시킨 엔트로피를 낮춘다. 특히 햇빛은 우리 몸의 수많은 잠자는 유전자를 발현시켜 생명활동에 필요한 여러 가지 물질을 만들어 낸다. 덴마크 의사 핀센(Niels R. Finsen 1860-1904)은 광선치료를 도입한 공로로 1903년 노벨 생리의학상을 수상했다. 피부와 눈이 노랗게 되는 신생아 황달도 빛으로 치료한다. 우리조상들도 애기가 한 칠이 지나면 이때부터 햇볕을 쬐여 주었다. 신생아에게 햇빛이 꼭 필요한 것임을 과거 우리조상들도 이미 알고 있었던 것이다.

면역기능과 골 대사에 꼭 필요한 비타민D는 햇볕을 통해서 활성화 된다. 요즘 활성화된 비타민D 제재들이 많이 시판되고 있으나 햇빛으로 활성화된 것이 질적인 면에서 최고다. 햇빛을 통해 활성화된 비타민D는 각종 암을 예방하고 50가지 이상의 건강에 유익한 유전자를 발현시킨다. 2014 미국 MIT 연구팀은 빛을 이용해 쥐의 잃었던 기억을 되살리는데 성공했고, 마찬가지로 2016 국내 연구진은 빛을 이용한 쥐의 실험에서 치매유발물질을 제거하는데 성공했다. 인간은 지구의 역사만큼이나 장구한 세월을 빛과 함께 진화해왔다. 인간과 빛의 관계는 우리가 상상하는 이상으로 넓고도 깊다. 햇빛은 우울증환자를 회복시키기도 한다. 미국 신경과학 분야 최고의 권위자인 리사 F. 배럿 박사는 가능한 자연광이 많은 곳에서 시간을 보내도록 노력하라고 한다.

인간의 뇌는 계속해서 햇빛을 살피고 햇빛과 상호작용하도록 진화했다. 생명과 빛이 만나면 생명체의 내면에는 광자가 번쩍이고 풍성한 색채의 변화를 쏟아낸다.

         – 노먼 도이지, 〈스스로 치유하는 뇌〉, 동아시아, 2018. –

    빛의 다양한 파장이 그 주파수에 따라 살아있는 생물 내에서 각기 다른 영향을 준다는 것은 이미 알려진 사실이다(Karel Martinek and Ilya Berezin. 1979). 어떤 파장은 비타민을 합성하고 또 어떤 파장의 빛은 우리 몸의 효소를 자극한다. 낮에 쬐는 특정 파장의 빛은 밤에 수면유도물질인 멜라토닌의 분비를 원활하게 하기도 한다. 불면으로 고생하는 사람들은 수면제를 복용하는 것보다 햇빛을 가까이 하는 것이 여러모로 좋다. 이처럼 햇빛은 다양한 파장을 지녔고, 이것이 반사될 때 빛은 빨강, 주황, 노랑, 초록, 파랑, 남, 보라의 7가지 무지개색으로 변한다. 그리고 무엇보다 빛이 지닌 고유한 진동과 파장은 인체의 기능을 증강시킨다. 그러나 컴퓨터 모니터, 스마트폰, TV등에서 나오는 블루 라이트(blue light)는 눈의 피로와 망막에 손상을 줄뿐만이 아니라 최근 연구 결과 당뇨병의 발생위험을 증가시키는 것으로 나타났다. 이와 같은 사실은 18,738명을 대상으로 무려 13년 이상 추적한 전향적 연구의 결과다(Cheng Wand etc, The association berween blue light exposure and incidence of type 2 diabetes: A prospective study of

UK biobank. Environ Res. 2023 Dec27:118070). 그러나 햇빛에서 나오는 빨간 빛은 교감신경을 자극하여 생기를 북돋우고, 이것 보다 짧은 파장의 초록빛은 자율신경을 정돈하여 뇌의 컨디션을 회복시킨다(Evidence Based Complement Alternat Med. 2005). 건강을 위해서는 자주 햇빛을 접해야 하고 햇빛이야말로 엔트로피를 떨어뜨리는 강력한 '네겐트로피' 임을 잊어서는 안 된다.

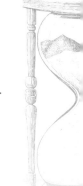

내적 성숙과 성장은
노화를 늦추는 필요조건!

내적 성장을 통해 엔트로피의 증가 속도를 줄인다

생존에 있어 가장 강력한 자극은 결핍이다. 체내 수분이 부족해지면 여기에 대한 반응은 갈증으로 나타나며, 갈증을 해소하지 못하면 생존할 수 없다. 갈증은 수분결핍을 해결하고자 하는 인간의 기본적인 욕구다. 미국의 사회학자인 메슬로(Abraham Maslow, 1908-1970)는 인간의 욕구를 5단계(Maslow's hierarchy of needs)로 나눈다. 1단계욕구는 생리적 욕구다. 이것은 생존을 위한 가장 기본적인 욕구로 먹고, 자고, 마시고, 배설하는 등의 인간의 본능적이며 동물적인 욕구가 여기에 해당한다. 1단계 욕구가 해결되고 나면 다음에는 위험에서 벗어나고 싶은 2단계 욕구(안전에 대한 욕구)가 생겨난다. 신체적 위험으로부터 안전해 지고 싶은 욕망, 돈을 벌어 경제적 위험으로부터 벗어나고 싶은 욕망, 경쟁에서 이기고 싶은 욕망이 모두 여기에 해당한다. 2단계 욕구가 해결되었다고 생각하면 다음 단계는 사회적 소속욕구(3단계)와 존경받고 싶은 욕구(4단계)가 차례대로 생겨난다. 그리고 내적성장과 자아실현의 욕구는 마지막 단계에 생겨난다. 메슬로에 의하면 5단계 욕구는 인간의 최고 수준의 욕구로 내적성숙과 성장을 통해 자신의 잠재력을 최대한 발휘하고 싶은 욕망을 말한다.

인간은 무한한 잠재력을 지닌 존재다. 자신의 잠재력을 개발하고 발휘할 수 있는 사람이 1단계 혹은 2단계 욕구에만 머물러 있는 사람보다 생존에 훨씬 유리한 것은 당연하다.

미국심리학자인 엘더퍼(C. P. Alderfer, 1940-2015년)는 메슬로의 단계별 욕구충족 이론에 대해서 다음과 같이 비판한다. 메슬로의 욕구5단계 이론은 구분이 모호할 뿐만 아니라 인간의 욕구는 단계별로 생겨나는 것이 아니라 여러 가지 욕구가 동시에 일어난다는 것이다. 그래서 엘더퍼는 인간의 욕구를 순서와 상관없이 존재욕구(existence needs), 관계욕구(relatedness needs), 성장 욕구(growth needs)로 구분한다. 굳이 비교하자면 메슬로의 생리적 욕구와 안전에 대한 욕구를 합한 것이 엘더퍼의 존재욕구에 해당하고, 사회적 소속욕구와 존경받고 싶은 욕구는 관계욕구, 메슬로의 5단계 욕구(자아실현의 욕구)는 엘더퍼의 성장욕구에 해당한다. 엘더퍼는 인간의 욕구는 1단계에서 2단계, 2단계를 거쳐 3단계로 가는 것이 아니고 3단계에서 1단계로, 혹은 4단계에서 2단계로 갈수도 있다고 했다. 사실 그렇다. 내적성숙과 성장이 멈추면 인간은 얼마든지 퇴행할 수 있고, 상황에 따라서 모든 단계의 욕구가 동시에 작동할 수도 있는 것이다.

앞에서 언급했듯이 뇌는 행동이 생존에 도움이 되거나 유리하다고 판단되면 쾌감을 느끼게 하여 이를 보상하고, 반대인 경우에는 불쾌감을 느끼게 하여 그 행동을 기피하게 만든다. 그래서 생존을 위한 욕구가 충족되지 않으면 부정적인 감정이 생겨나고 충족되면 쾌감이나 긍정적인 감정이 생겨나는 것이다. 뇌가 만들어낸 감정이 인간의 생존욕구를 실현하는 가장 큰 동기가 되는 것이다. 배고픔을 해소하면서 기쁨을 느끼지 못한다거나, 갈증을 해소하면서 물이 목구멍으로 넘어가는 짜릿한 쾌감 대신 고통을 느꼈다면 아마 우리들 중 상당수는 살아남기 어려웠을 것이다. 인간의 사회적 욕구 역시 마찬가지다. 강렬한 고통과 기쁨이 없었다면 가정을 지키고 종족을 유지하기란 어려웠을 것이다. 슬프다 혹은 두렵다는 부정적인 감정이 만들어지지 않으면 귀한 것을 지켜내지 못한다. 상실의 아픔이 크기 때문에 아끼고 소중한 것을 지키고자 하는 것이다.

내적 성숙과 성장이 엔트로피의 증가 속도를 줄이는 필요조건!

욕구가 충족될 때마다 맛보는 행복감은 오래 지속되지 못한다. 큰돈을 벌어 경제적인 욕구가 충족되면 처음에는 행복감을 느끼지만 차츰 시간이 지나다보면 행복감은 줄어들고 나중에는 거의 사라진다. 이를 성찰하고 극복하지 못하면 자칫 쾌락의 쳇바퀴(hedonic treadmill)에 빠져들거나 삶의 허무감에 매몰되기 십상이다. 영국의 철학자 그린(Green. T.H.)은 더 나은 삶의 모형을 배우고 실천하는, 조그만 일에도 감사하고 만족할 줄 아는 삶, 이것이 인생의 궁극적인 목표라고 했다.

인간의 끝없는 탐욕은 엔트로피를 가속시켜 결국 인체 시스템을 망가뜨린다. 인간의 내적성숙과 내적성장은 자아실현의 욕구, 즉 성장욕구가 있기 때문에 가능한 것이다. 내적 성장은 곧 마음의 성장을 의미한다. 이것을 통해 얻는 기쁨은 깊고도 오래 지속된다. 소소한 일상에서 오래 행복감을 느끼는 것도 내적성장의 결과다. 성장욕구를 통한 내적성숙과 성장이야 말로 내 몸속 엔트로피의 증가 속도를 줄이는 꼭 필요한 조건이 아닐 수 없다.

결과에 집착하면 고통이 커진다

옛날 어느 한 스님이 길을 걸어가는데 어디선가 낭떠러지 아래에서 "사람 살려!"라는 소리가 들려 가까이 다가가 보니,

장님 하나가 어쩌다가 그리 높지도 않는 나뭇가지를 붙든 채 바둥거리고 있더라는 것이다. 스님이 다가가 손을 놓으라고 몇 번이나 타일러도 "손을 놓으면 천길 아래로 떨어지는 데 어떻게 손을 놓아요. 저 좀 살려주세요!"라며 손에 힘이 다 풀릴 때까지 매달려 있더라는 것이다. 이 모습이 스님 보기에 얼마나 딱했겠는가.

마음이 작동하는 방식은 예나 지금이나 달라지지 않았다. 내적성장을 통해 생각의 틀을 버리거나 바꾸지 못하면 나뭇가지를 붙든 손을 결코 놓을 수 없다. 우리가 일상생활을 하다보면 불가능한 일임에도 쉽게 포기가 안 되는 경우가 많다. 모두 결과에 연연하기 때문이다. 고사 성어에 진인사대천명(盡人事待天命)이라는 말이 있다. 삼국지에서 제갈량이 조조의 군대와 사활을 건 일전을 벌릴 때였다. 제갈량은 호로곡(葫蘆谷)이라는 계곡으로 조조의 군대를 유인해서 불을 질러 조조 군대를 몰살시키기 일보직전이었다. 그런데 그때 갑자기 하늘에서 비가 내려 조조의 군사들은 살아날 수 있었고 이 작전은 실패로 끝나고 만다. 이때 제갈량이 하늘을 우러러 말하기를 "일을 도모하는 것은 사람에 달렸으나(謀事在人), 일을 성공시키는 것은 하늘에 달렸구나(成事在天)"라고 하면서 자신을 달랬다고 한다. 결과에 집착하다보면 고통은 점점 커진다. 실존주의 철학자 장 폴 샤르트르(Jean Paul Sartre)는 인간은 타인의 눈길에서 지옥을 경험한다고 했다. 결과에 연연하는 것이야

말로 타인의 눈길을 의식하는 것이다. 최선을 다했으면 되었다고 스스로를 위로할 줄 알아야 엔트로피의 증가 속도를 줄일 수 있다.

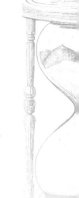

날마다 새로워지면 날마다 덜 늙는다

마음은 창조되는 것이다.

– 피터 러셀, 〈과학에서 신으로〉, 북하우스 퍼블리셔스, 2017. –

엔트로피의 증가 속도를 낮추기 위해서는 매일 조금씩 새로워져야 한다. 우리는 마음을 창조할 수 있는 유전자를 갖춘 채 태어났다. 인간의 뇌는 두 개의 반구와 다섯 개의 엽, 그리고 최대 6개의 층으로 구성되어 있다. 그리고 거기에는 약 200조 개의 신경망(Neural network)이 존재한다. 현재 내가 경험하고 있는 현실은 나의 뇌가 만들어낸 것인데, 뇌의 신경연결망이 변하면 새로운 현실이 창조된다(노먼 도이지, 스스로 치유하는 뇌. 동아시아. 2018). 단 하나의 뇌에서 다양한 정신 상태가 구성되고 새로운 마음이 창조되며 새로운 세상이 생겨난다. 앞에서 설명한 신경가소성의 법칙에 따르면, 인간의 뇌는 처음부터 완전히 프로그램화된 채로 태어나는 것이 아니라 세상과 상호작용을 주고받으며 점차 변해 간다. 뇌는 약 800-1000억 개의 뉴런이라 불리는 신경세포로 구성되어 있고. 뉴런은 복잡한 네트워크를 통해 서로서로 연결한다. 이들 사이의 연결 개수는 100조가 넘는데, 중요한 것은 연결 개수가 아니라 서로서로 연결하고 차단하는 이들의 상호작용이다. 한쪽이 차단되면 다른 쪽의 연결이 새로 생기거나 강화된다. 예를 들면 어떤 이유로 시각을 담당하는 뉴런의 연결이 약화되거나 차단되면 그것을 보상하기위한 청각이나 촉감을 담당하는 연결이 보강되거나 강화되는 것이다. 뇌의 현재 신경회로는 현재 상황을 반영해서 끊임없이 바뀌는 역동적인 시스템이다. 그래서 한 쪽의 연결이 차단되면 그것을 보상하는 다른 연결이 강화되거나 생겨난다. 예를 들면 불행한 사고로 엄지손가락이 기능이 줄어들면 나머지 손가락의 기능이 강화되는 쪽으로 신경망이 생겨나는 것이다. 이것은 우리가 수양이나 훈련을 통해 얼마든지 바람직한 방향으로 뇌구조를 바꿀 수도 있음을 의미하는 것이다.

앞장에서 설명했듯이 생명체가 생명현상을 유지하는 한 엔트로피는 계속해서 증가한다. 이것을 거꾸로 되돌리는 것은 불가능하다. 그러나 엔트로피의 증가 속도는 얼마든지 줄일 수 있다. 과도하게 발생한 엔트로피를 일정 수준으로 떨어뜨리지 못하면 노화 속도는 빨라질 수밖에 없다. 노화 속도를 늦추기 위한 여러 건강보조제들이 광고를 통해 소개되고 있지만, 현재까지의 연구결과 엔트로피와 노화 속도를 줄이는 알약 형태의 비방은 없다. 엔트로피의 증가와 노화 속도를 줄이기 위해서는 일상을 살아가는 삶의 태도와 형태가 중요하다. 잘못된 생활습관은 엔트로피의 증가를 가속시킨다. 주변을 살펴보면 고칼로리 정크 푸드가 넘쳐나고, 일상은 늘 바쁘고 분주하다. 눈과 귀, 코와 혀를 통해 들어오는 자극의 강도는 날로 강해지고 있으며 엔트로피의 증가를 가속시키는 나쁜 습관과 행동은 이미 우리들의 일상이 되었고, 그것은 어느새 현대인의 문화가 되어버렸다. 지금부터라도 늦지 않았다. 엔트로피의 증가 속도를 줄이고 싶다면 작은 것부터 시작하여 잘못된 생활습관을 하나하나 고쳐가야 한다.

나도 이제 대단한 사람이 된 거야

습관을 바꾸기란 결코 쉬운 일은 아니다. 얼마나 어려웠으면 습관이 바뀌면 운명이 바뀐다고 했을까. 습관을 바꾸기가 어려운 이유는 여기에 관성이 작용하기 때문이다. 관성을 물리치고자 할 때 뇌는 고통스러운 감정을 만들어 낸다. 그러므로 변화하기 위해서는 고통과 싸워야 한다. 고통의 크기는 습관이 지닌 관성력에 비례한다. 특히 쾌감과 관련된 잘못된 습관은 엄청난 관성력을 지니고 있다. 동물실험에 의하면 동물은 죽어가면서도 쾌감물질의 분비를 선택한다고 한다. 잘못된 습관을 바꾸고 중독에서 벗어나기란 이만큼 어려운 것이다. 그러나 우리 인간의 뇌는 우리가 뭔가를 결심하는 순간부터 신경연결망을 바꾸기 시작한다. 이때부터 신경가소성이 발휘되고 새로운 시냅스가 형성된다. 곧 새로운 뇌가 만들어지고 새로운 내(我)가 탄생하게 되는 것이다.

2014년에 개봉한 한국영화 〈타짜: 신의 손〉에서 주인공 대길은 자신의 연인을 향해 "나 이제 도박 끊었어, 나도 이제 대단한 사람이 된 거야!"라고 한다. 맞는 말이다. 중독으로부터 벗어나는 순간 우리는 이미 대단한 사람이 된 것이다.

중독된 뇌세포는 반응에만 급급할 뿐 새로이 성장하지 못한다. 중독된 뇌는 가소성이 발휘하지 못하고 결국 뇌의 창조적 기능은 소실되고 만다. 그러나 중독에서 벗어나고자 결심하는 순간부터 뇌의 신경연결망(neuron nets)은 바뀌기 시작하고, 고통의 순간들이 쌓여 새로운 '뇌'를 만들어 내고 마침내 영화 속 주인공처럼 새로운 '내'가 탄생하게 되는 것이다. 앞에서 설명했듯이 인간의 뇌는 약 800-1000억 개의 신경세포(neuron)로 구성되어 있고, 각각의 신경세포는 약 1000개에서 1만 개의 시냅스라고 하는 연결고리를 가지고 있다. 수풀 위에 길이 나듯이 우리 뇌의 연결망에도 길이 나있다. 이 길은 과거의 반복된 경험이 만들어 낸 길이다. 동일한 생각과 동일한 행동을 하면 뇌 신경망의 동일한 길로 전기적 신호가 전달된다. 그것이 반복될수록 시냅스는 강화된다. 습관이나 패턴이 생겨나는 이유도 여기에 있다. 습관을 바꾸자면 열차가 선로를 바꾸듯 신경망(neuron nets)을 변화시켜야 한다. 새로운 학습과 훈련이 반복되면 신경이 지닌 가소성(neuroplasticity) 덕분에 신경연결망에 변화가 일어나기 시작한다. 신경세포가 노선을 바꾸고 연결망을 늘이거나 줄이기도 한다. 신경세포들의 활동이 반복되면 될수록 신경세포들은 더 빠르고 더 강하고 더 날카롭게 발화하고 신경망은 더 능숙하게 활동의 수행을 돕는다. 계속해서 걷다보면 잡초우거진 들판에 새로운 길이 생겨나듯, 뇌 신경망에도 새로운 길이 열리는 것이다. 반대로 한동안 특별한 어떤 활동을 하지 않게 되면 그 활동을 유발하는 신경세포들의 연결은 약화되거나 소실된다. 사람이 다니지 않은 길이 잡초더미로 무성한 수풀로 바뀌는 것과 같은 이치다.

앞에서도 설명했듯이 신경가소성의 일반적인 원칙은 사용하면 발달하고 사용하지 않으면 쇠퇴한다는 것이다. 사용하지 않으면 쇠퇴한다는 현상을 잘 활용하면 도움이 되지 않는 뇌의 연결을 끊을 수도 있다. 중독된 뇌의 연결을 끊는다는 것은 말처럼 쉽지 않지만 불가능한 것도 아니다. 습관이 바뀌면 운명이 바뀐다고 했다. 진화는 내면에서부터 시작된다. 의지가 계속 반복되고 집중될 때 신경가소성은 여기에 반응하고 뇌 신경망에는 새로운 길이 생겨나는 것이다. 그러나 아무리 아름다운 가능성이라 할지라도 실천 없이는 결과를 기대할 수 없다. 새로운 학습과 실천을 통해 시냅스는 끊임없이 단절과 연결을 반복한다. 특별한 생각을 하면 뇌의 특정 시냅스가 발화되고 연결된다. 새로운 결심은 뇌가 새로운 회로를 만들도록 준비시킨다. 결국 잡초 무성한 '뇌'라는 들판에 새로운 길을 만들어 낸다. 이것이 현재 우리가 누구냐를 결정한다.

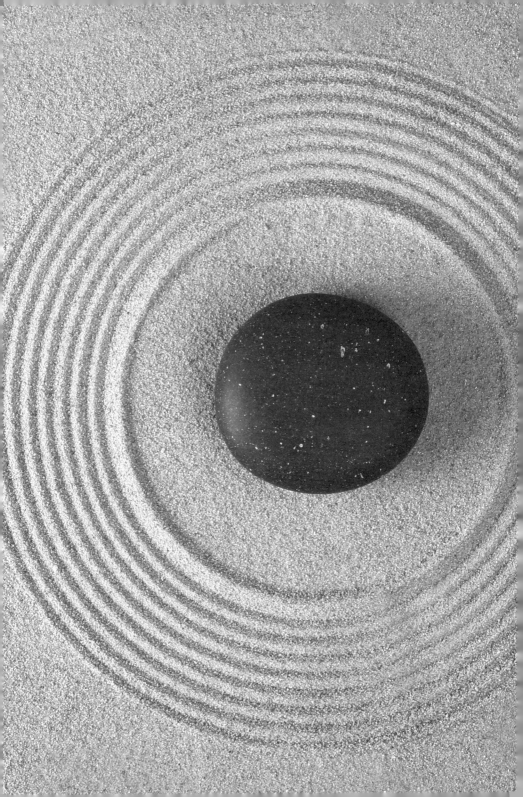

Chapter.3

마음을 다스려야
몸의 노화도 늦춰진다!

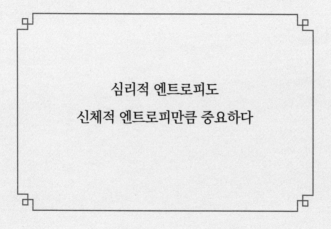

심리적 엔트로피도
신체적 엔트로피만큼 중요하다

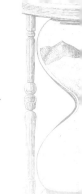

우리의 의식은
서로 교감하는 입자다!

물질이 마음에 영향을 미친다면 마음은 물질에 영향을 미칠까? 의식이 실재의 근본요소라는 새로운 세계관과 함께 현대과학은 물리학의 범위를 넘어 관찰자의 의식이 관찰되고 있는 물리적 실재에 영향을 준다는 것을 실험적으로 증명했다.

어떤 관찰현상을 현재의 세계관으로 설명할 수 없을 때 패러다임의 전환과정이 시작된다. 세계가 어떻게 작용하는 지에 대한 우리의 가정이 뿌리 깊기 때문에 처음에는 예외를 무시하거나 실수로 여긴다. 기존의 세계관을 지지하는 가정에 새로운 실재 모델을 제안할 때 패러다임의 전환이 시작된다. 새로운 모델은 기존의 세계관과 정반대일 때가 있어서 처음에는 주류사회로부터 거부당하거나 조롱당하기도 한다. 뉴턴역학, 양자이론, 카오스 이론, 다윈의 진화론, 무의식의 정신분석이론 등이 패러다임의 예이다. 세월이 흐르면 패러다임도 변한다. 실재에 대한 모든 설명은 잠정적인 가설일 뿐이다.

- 피터 러셀, 《과학에서 신으로》, 북하우스 퍼블리셔스, 2017. -

엔트로피는 물리적인 실재임이 분명하다. 서문에서 밝혔듯이 정신분석학자인 칼 융(Carl Jung, 1875-1961)은 이미 오래전에 엔트로피 법칙과 같은 물리학적 법칙이 우리의 정신영역에도 똑같이 적용되는 것으로 예측했고, 양자물리학에서는 의식이 입자임을 이미 오래 전에 증명했다. 모든 물질은 입자로 구성되어있고 물질과 물질은 서로 교감하며 파동의 형태로 에너지를 주고받는다. 인간과 물질의 관계도 마찬가지다.

느낌과 감정 같은 인간의 의식도 입자형태의 파동에너지를 지닌다는 것이 양자물리학자들의 공통된 견해다. 관찰행위가 관찰되는 객관적인 물리현상에 영향을 미침으로써 긍정적인 의식이 전달되면 긍정적 결과가 만들어지고 부정적 의식이 전달되면 부정적인 결과가 만들어진다는 것이다. 의식 그 자체가 양자세계 물리현상의 근원인 것이다.

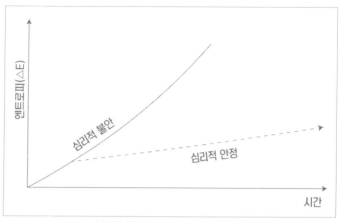

<그림 1>. 불안은 심리적 엔트로피의 증가를 가속시킨다.

2014년 우리나라에서 개봉되어 외화 중 3번째로 천만관객 이상을 동원한 크리스토퍼 놀런(Christopher Jonathan James Nolan) 감독의 SF 영화 '인터스텔라'를 기억 할 것이다. 이 영화는 시공을 초월한 부녀 간의 사랑과 우주의 신비를 탄탄한 양자물리학적 이론을 바탕으로 만들어 졌다. 영화에 이런 대사가 나온다.

"나는 이제 내 마음이 가르치는 대로 할 것이다."

이 대사는 실험되고 관측된 것만 믿었던 주인공(닥터 브라운)을 지배했던 기계론적 세계관이 새로운 패러다임으로 전환된 것임을 의미한다. 양자론에 따르면 마음과 외부 입자들 사이의 상호작용이 새로운 물리학적 현상을 만들어 내고, 이는 곧 현실이 된다. 그러므로 마음이 어떤 방향을 쫓는지가 중요하다.

남태평양의 어느 섬에 사는 부족은 나무를 제거해야 할 때면 부족민들이 모여 나무를 향해 "넌 쓸모없는 나무야, 쓰러져라"라고 큰소리로 외친다고 한다. 그러면 나무는 얼마못가 시들어 죽는다는 것이다. 이것이 사실인지는 모르겠으나 컵에 든 물을 긍정적인 마음으로 바라보면 물의 입자는 질서정연한 모습이 되고, 증오와 원망의 부정적인 마음으로 바라본 물의 입자는 일그러진다. 이것은 실험적으로 증명되었다(에모토 마사루,《물은 답을 알고 있다》, 더난 출판사, 2008).

의식이 개입되지 않는 분리되고 고립된 대상은 없다. 의식은 파동의 형태로 의식이 집중되는 대상에 에너지를 전달한다. 관찰자와 대상의 상호작용에 얽힌 입자세계에서 일어나는 양자론의 법칙들을 이해하는 것은 결코 쉬운 일이 아니고 더구나 양자현상을 거시세계에서 예외 없이 반복적으로 경험하기란 거의 불가능에 가깝지만, 대상물의 원자적 성질이 관찰자와 대상의 상호작용에 의해서 결정된다니 실로 놀라운 일이 아닐 수 없다.

모든 입자는 독립된 존재일 수가 없고 서로의 상호작용을 통해 생멸한다. 우리 몸속의 100조 개가 넘는 세포와, 세포로 이루어진 각 기관들도 마찬가지다. 이들의 상호작용이 원활할 때는 생기가 넘치고 우리는 안녕과 행복감을 느낀다. 현대과학은 의식을 실재의 근본으로 이해하고 더 깊은 지혜를 얻고자 갈망한다. 특히 양자세계에서 의식이라는 입자는 빠뜨릴 수 없는 존재다. 우리는 과학과 이성이 지배하는 시대에 살고 있다. 새로운 견해가 수용되려면 원인에 따른 결과가 예외 없이 충분히 반복적으로 경험될 수 있어야 하지만 양자법칙을 거시세계에서 실험을 통해 예외 없이 반복적으로 증명하기란 현재의 과학수준으로는 거의 불가능하다. 그럼에도 과학은 깊이 감춰진 의식의 세계 속으로 점차 진행하고 있고 미래의 과학은 더욱 그러할 것이다. 따라서 실재에 대한 인식을 결정하는 우리의 신념과 세계관도 점점 달라질 것으로 믿는다. 의식은 질병의 예방과 치유에도 지대한 영향을 미친다. 부정적인 의식은 치료과정에도 나쁜 영향을 미친다. 습관적으로 스스로를 곤란하게 하거나 자신을 부정하는 식의 태도는 심리적 엔트로피를 증가시키기 때문이다. 반면 긍정적인 의식은 엔트로피를 줄이고 인간의 건강수명을 늘인다. 지금부터 심리적 엔트로피와 심리적 엔트로피를 줄이는 방법에 대해서 차례로 살펴볼 것이다.

심리적 엔트로피(psychological entropy)란 무엇인가?

　　몰입이론의 창시자인 '칙센트미하이'는 마음의 무질서한 상태를 '심리적 엔트로피'라고 정의했다. 마음이 혼란하면 심리적 엔트로피가 높은 상태고, 마음이 안정되면 심리적 엔트로피가 낮은 상태다. 심리적 엔트로피가 증가하면 자아기능은 떨어지고 심리적 엔트로피가 낮은 상태에서는 쉽게 몰입이 가능해지고 자아기능은 상승된다.

　　정신과학자인 캐나다 토론토 대학의 허쉬(Jacob Hirsh) 교수의 연구에 따르면 불안이 유발되는 것은 불확실성(uncertainty) 때문이라고 한다. 불확실하면 인간은 누구나 불안해하고 심리적 엔트로피는 증가한다. 우리 몸에는 불안시스템(anxiety system)이 장착되어 있는데, 이것은 우리의 의지와 상관없이 중요한 순간마다 작동된다. 그러므로 불확실성과 불안과의 관계는 인간본능이 지배하는 영역이다. 인간이 불안시스템을 몸에 지니고 있는 이유는 주의력을 집중시키기 위해서다. 주의력은 생존을 위해 꼭 필요하기 때문인데, 불안시스템이 없거나 작동되지 않는 개체는 살아남을 수 없다. 그러므로 불안시스템은 자연 선택된 인간의 오랜 진화적 산물이다. 불안시스템 덕분에 계단을 내려올 때도 조심을 하게 되고 낯선 사람을 마주할 때도 주의를 집중시킨다(Hirsh, J. B et al. Psychological entropy: a framework for understanding uncertainty-related anxiety).

불안시스템은 꼭 필요하지만 너무 민감하게 작동되면 심각한 문제가 초래된다. 앞에서 언급했듯이 과도한 불안으로 심리적 엔트로피가 악화되면 집중과 몰입이 어려워지고 자아기능이 저하된다. 경험이 많은 운전자에게 불안(anxiety)을 유발시키면 시각시스템의 엔트로피(visual entropy)가 증가하고, 그 결과 주의력 조절기능이 심각한 수준으로 저하됨을 알 수 있었다(Gisele Gotardi, et al. The influence of anxiety on visual entropy experienced drivers. Publication History, 15 June 2018).

앞에서 언급했듯이 칼 융(Carl Jung, 1875-1961)은 이미 오래전에 물리학적 법칙이 우리의 정신영역에도 똑같이 적용된다고 했다. 엔트로피가 어느 한계점을 지나면 시스템이 붕괴되듯, 멘탈도 붕괴되고 만다. 심리적 엔트로피의 연구를 수행한 토론토 대학의 허쉬(Jacob Hirsh) 교수와 그의 동료들은 심리적 안정을 유지하기 위해서는 변화와 불확실성을 극복하고 견딜 수 있는 최적의 균형점에 도달할 때까지 엔트로피 수준을 낮추기 위해 노력해야하며, 이를 관리 가능한 수준으로 유지하기위한 동기를 부여할 것을 충고한다. 칼 융(Carl G. Jung)은 불확실성을 중요한 도전의 동기로 삼을 때 우리에게는 가장 혁신적인 변화가 일어난다고 했다. 일례를 들어 보자면, 조류의 황제 독수리는 30년쯤 살면 발톱과 부리가 휘어지고, 깃털은 서로 엉켜 붙어 사냥은커녕 날기도 힘들어진다고 한다. 독수리의 타고난 수명은 약 60년 정도 되는데 이대로라면 사냥이 불가능해서 앞으로의 장래가 불확실해진 것이다. 그러나 조류의 황제 독수리는 이 불확실성을 도전의 동기로 삼아서 이대로 죽을 순 없다며 높은 절벽 위로 기어 올라가서 부리를 바위에 쪼아 다 부숴버리고, 다시 몇 주간을 기다려 새부리가 돋아나면 새로워진 부리로 이제는 다시 굽어 못쓰게 된 낡은 발톱을 다 뽑아버리고, 그리고 또 몇 주를 기다려 새 발톱이 자라나면 그 발톱으로 낡고 엉킨 털을 몽땅 뽑아 버린다고 한다. 이렇게 해서 마침내 불확실성을 극복하고 창공을 비상하며 나머지 삶을 살아간다고 한다. 독수리의 이와 같은 일화는 이미 오래전에 우리에게 널리 알려진 것이다.

내 환자들 중에는 폐암을 두려워하면서도 아직 담배를 끊지 못한 분들도 있고, 비만으로 장래를 불안해하면서도 과감히 식생활 습관을 뜯어고치지 못하는 분들도 많다. 어디 이뿐이겠는가. 주위를 살펴보면 이대로는 장래가 불확실해진다는 것을 자신도 잘 알면서 과감히 이를 해결하지 못하고 매일 불안에 떠는 분들도 더러 있을 것이다. 이분들에게는 더 이상 불안해하지 말고 불확실성을 중요한 도전의 동기로 삼아 이를 꼭 극복하기를 바란다.

고진감래(苦盡甘來)의 과학적 메커니즘

고진감래(苦盡甘來)는 누구나 잘 알고 있는 사자성어다. 고생 끝에 즐거움이 찾아온다는 뜻이다. 우리는 익숙한 것에서 편안함과 안정감을 느낀다. 그러나 우리가 착각하지 말아야 할 것은 익숙함이 우리를 보호할 수 없다는 것이다. 익숙함에서 오는 안정감이란 익숙한 세계로부터 내가 습득한 사고방식, 가치관, 종교적 신념 등의 개념을 바탕으로 나의 뇌가 구성한 단순한 감정일 뿐이다. 우리는 누구나 익숙함에 길들여져 있기 때문에 변화를 받아들이기가 쉽지 않다. 어쩔 도리 없이 변화를 맞이해야 하는 경우, 그 불확실성(uncertainty)에 대하여 뇌는 이것을 위기상황으로 인식하고 그 결과 우리 몸의 불안시스템을 작동시킨다. 인생에서 변하지 않는 것이란 없고 100% 예측 가능한 것도 없다. 위기상황은 우리 모두가 받아들여야할 숙명이자 도전이다. 조금이나마 새로워지겠다는 의지가 확고한데도 실천에 옮기지 못하는 것은 변화 뒤의 불확실성에 대하여 우리 몸의 불안 시스템이 과도하게 작동되기 때문이다. 이렇게 되면 뇌는 변화를 귀찮고 성가신 존재로 받아들이고 변화 이후의 불확실성을 위기상황으로까지 인식한다. 그러므로 변화를 꿈꾼다면 과감하게 자신을 위기상황으로 몰고 갈 수 있어야 마음먹은 일을 해낼 수 있는 것이다. 오늘부터 매일 새벽산책을 하기로 결심했다면 습관이 몸에 익기 전까지는 여간 고역이 아닐 것이다. 우리 몸의 불안체계가 작동되고 그 결과 생겨나는 부정적인 감정하고도 싸워야 한다. 상대적으로 새벽 잠자리는 더욱 안온하게 느껴진다. 모두가 변화와 불확실성에 대한 저항 때문이다. 새벽산책을 실천하기 위해서는 과감히 자리에서 떨쳐 일어나야 한다. 실행에 옮기는 순간부터 새벽산책을 하는 내내 뿌듯함과 행복감이 밀려 올 것이다. 새벽산책을 위기상황으로 인식했던 뇌가 이 상황을 오히려 생존에 도움이 되는 것으로 판단하고 행복물질을 합성하기 때문이다. 이것이 바로 고진감래(苦盡甘來)의 과학적 메커니즘이다.

자신을 위기상황으로 몰고 가라는 말의 의미는 자신을 위험에 빠뜨리라는 말이 아니다. 매일 아침산책을 하겠다는 의지를 실천하는 것도 뇌의 관점에서는 변화와 불확실성, 즉 자신을 위기상황으로 몰고 가는 행위로 인식한다. 새벽 단잠을 털어버리고 운동화를 신는 행위는 쉬운 것 같지만 일상의 안락함에서 벗어나는 행위임이 틀림없고 이때 뇌는 어김없이 불안체계를 작동시키며 우리로 하여금 이를 회피하게 만든다. 그러나 이것을 실천에 옮기고 나면 뇌는 어김없이 행복물질을 합성하여 이를 보상한다. 이 고진감래의 과학적 메커니즘을 잘 이해할 수 있어야 우리는 과거의 익숙함과도 결별할 수 있고, 과감히 새로운 일에 도전할 수 있으며, 보다 큰 삶의 만족도를 성취할 수 있는 것이다. 귀찮아서 못하겠다가 아니라 눈을 지그시 감고 위기적 상황의 한복판에 나를 던져버릴 때, 내 몸 안에는 생존을 향한 또 하나의 프로그램이 작동된다. 세포들은 조직을 이뤄 단계별로 상황에 따라 자신들의 기능을 발휘하고, 잠자는 유전자 작동되고 그 결과 자아기능이 향상된다. 마침내 위기상황을 극복하게 되는 것이다. 가상의 위기상황에서도 우리 뇌는 이러한 능력을 발휘한다고 한다. 이는 뇌가 환상과 현실을 잘 구분하지 못하기 때문이다. 요약하자면 '자신을 위기의 중심으로 몰고 가라'는 말의 의미는 변화와 불확실성을 받아들이라는 의미다. 앞에서 예기 했듯이 위기상황이 해소되면 뇌는 어김없이 행복물질을 분비한다. 내면은 다시 질서를 회복하고 자아의 기능은 이전 보다 훨씬 증대된다. 반대로 변화와 불확실성을 견디지 못할 경우 불안으로 가속된 심리적 엔트로피는 '범불안장애' 같은 정신질환까지 유발시킨다. 불안은 심리적 엔트로피를 가속시키는 가장 무서운 적이다. 참고로 범불안장애라는 정신병은 1980년 미국정신과학회에서 출간한 〈정신장애의 진단 및 통계편

람 3판(DCM-III)〉에서 처음 소개되었다. 당시에는 1개월 이상 지속되는 광범위한 불안과 근육의 긴장감, 자율신경계의 기능항진, 염려스러운 기대, 경계 등의 증상 중 3가지 이상의 특성을 보이는 경우로 진단하였는데, 점차 개정되어 최근 진단기준(DSM-V)은 첫째 직장이나 학업 등 일상생활을 함에 있어 과도한 걱정이나 불안이 6개월 이상으로 그렇지 않은 날보다 그런 날이 더 많아야 하고, 환자는 이런 걱정에 대해 조절하기 어렵다고 느끼면서 ① 안절부절못하거나 낭떠러지 끝에 서 있는 느낌 ② 쉽게 피곤해짐 ③ 집중하기 힘들거나 머릿속이 하얗게 되는 것 ④ 과민성 ⑤ 근육의 긴장 ⑥ 수면 곤란 등의 여섯 가지 중에서 3가지 이상의 증상이 동반될 때 범 불안장애로 진단한다. 물론 불안을 유발할 수 있는 갑상선 항진증과 같은 다른 내과적 질환은 없어야한다.

범불안장애(generalized anxiety disorde)는 일상생활 속에서 여러 가지 사건이나 활동에 대한 지나친 불안과 걱정을 지속적으로 보이며 심각한 개인적 고통을 유발하므로 조기에 진단하여 치료하는 것이 매우 중요하다. 그렇지 않으면 내적질서는 물론이고 몸 전체의 질서가 허물어진다.

명상과 몰입이
심리적 엔트로피를 낮춘다

동양종교, 특히 불교를 믿는 사람들은 에너지 흐름을 최소화
하는 것이 가치 있는 일이라는 것을 오래 전부터 인식해왔다. 명
상은 쓸데없이 에너지를 소비하는 것을 늦추기 위해 고안된 것
이다. 물리적 생존을 지탱하기 위한 에너지의 소비를 최소화시
킬 때 인간은 열반의 경지에 다다른다. 동양종교는 불필요한 에
너지의 소비가 혼란과 무질서만을 가중시킨다는 것을 일찍부터
가르쳐왔다.

- 제레미 리프킨, 《엔트로피》, 세종연구원, 1996. -

삶의 철학과 가치관은 행동양식을 결정하고 행동양식에
따라 엔트로피의 증가 속도가 달라진다. 공격적이며 경쟁적

인 삶, 만족을 모르는 탐욕, 중독의 경계를 넘나드는 향락 모두가 엔트로피의 증가를 가속시키는 주범이다. 반대로 올바른 삶의 철학을 바탕으로 한 절제되고 조화로운 행동양식은 엔트로피의 증가 속도를 줄인다.

물리학적 법칙만으로 복잡한 생명현상을 모두 설명하기는 어렵지만, 노벨물리학상을 수상한 이론 물리학자인 에르빈 슈레딩거(Erwin Schrödinger, 1887-1961)는 인간은 자신에게로 '질서의 흐름'을 집중시키는 놀라운 능력을 자신의 유전자 속에 감추고 있다고 했다. 유전자 속에 감춰진 놀라운 능력, 정신적인 개념을 창조하고 정신에너지를 활용할 줄 아는 유일한 동물이 바로 인간이다. 정신적 질서의 흐름에 의해 에너지가 생겨나는데 '에르빈 슈레딩거'는 이것을 자유에너지라는 개념으로 설명한다. 심리적 엔트로피를 낮추는 것은 바로 이 자유에너지다. 엔트로피가 낮아지면 집중(concentration)과 몰입(flow)이 가능해지고, 이때 유용한 정신에너지는 최고가 된다. 세계적인 심리학자이자 몰입이론의 창시자인 칙센트미하이(Mihaly Csikszentmihalyi)에 의하면, 몰입이란 물리적으로 심신의 이완을 통해 '나'라고 할 만한 자아의식이 가라앉은 무아의 경지 혹은 우리의 의식이 삼매경(正定)에 빠져 있는 자유에너지가 최고인 상태를 말한다. 우리의 의식은 이때가 가장 질서 있는 상태가 되고 자아기능은 배가 된다.

제1장에서 설명했듯이 자연계의 모든 변화는 엔트로피가

증가하는 방향으로 흐르지만, 생명체와 같은 열린계에서는 고스란히 적용되지 않는다. 어떤 조직체든 질서유지를 위해서는 그만큼의 에너지가 필요한데, 생명체는 섭취한 에너지를 바탕으로 몸속의 엔트로피를 낮춘다. 먹지 못하면 죽는 것이다. 심리적 엔트로피도 마찬가지다. 자유에너지를 통해 내면의 질서를 잘 유지할 수 있는 사람이 산만한 사람보다 더 건강하고 오래 산다(Impact of Yoga and Meditation on Cellular Aging in Apparently Healthy Individuals: A Prospective, Open-Label Single-Arm Exploratory Study" Oxidative Medicine and Cellular Longevity Volume 2017).

요가와 명상

> 우리가 경험하는 세상의 실재를 진면목대로 지각할 수 있다면 거기에는 색깔도 냄새도 맛도 없다. 단지 에너지와 물질만 있을 뿐이다.
>
> – D. 이글먼, 《The BRAIN》, 해나무, 2017. –

요가와 명상 같은 정신수행은 자유에너지를 만들어내는 좋은 수단 중 하나다. 정신수행을 통해 생겨난 자유에너지는 심리적 엔트로피를 낮춤으로써 산만했던 마음의 질서를 바로잡고 몰입을 유도하며 자아기능을 고양시킨다. 노자의 도덕경에 근원으로 돌아감을 고요함(靜)이라하고 고요함을 회복하면 보이지 않던 길이 보이고, 없던 길도 생겨난다고 한다. 자아기능이 향상되었기 때문이다. 불가(佛家)에서는 화두일념이 지속되어 우리 의식이 일념삼매(一念三昧)의 과정에 돌입하면 모든 분별심이 사라지고 진정한 행복감을 느낄 수 있다고 한다. 현대 과학에서도 마찬가지다. 하버드 대학 심리학 교수인 대니얼 웨그너는 "'나'라는 생각의 분별심이 사라진 상태에서 인간은 더없이 행복하며 따라서 행복에 이르는 길은 자기를 사라지게 만드는 것을 포함하는 듯하다."라고 했다. 명상을 하면 뇌에서 가바(Gama Amino-Butric Acid, GABA)의 합성이 증가하고 가바합성이 일정수준을 넘어서면 모든 분별심이 사라진다(Meditation and Yoga can Modulate Brain Mechanisms that affect Behavior and Anxiety-A Modern Scientific Perspective" Anc Sci. 2015 April ; 2(1): 13-19).

가바는 감각신호를 억제하는 뇌에서 분비된 신경전달물질이다. 가바가 두정엽으로 오는 감각신호를 차단시키면 공간개념이 사라지고, 전두엽으로 오는 감각신호를 차단시키면 의식의 내용이 사라진다. 의식의 내용이 사라지니 번뇌와 망상이 사라지고, 공간개념이 사라지니 나와 세상의 구분 또한 생겨나지 않는 것이다. 이것이 바로 일체망상과 분별심이 사라지는 물아일체(物我一體)와 범아일여(梵我一如)의 과학적 메커니즘이다.

심리적 엔트로피를 줄여야
면역세포가 활성화된다

면역세포는 체내 질서유지의 파수꾼이다

　심리적 엔트로피를 줄여야 면역세포가 활성화된다. 우리 몸이 건강을 유지하기 위해서는 세포내 질서가 항상 잘 유지되어야 한다. 이것을 세포 항상성이라 한다. 세포 항상성이 잘 유지되기 위해서는 면역시스템의 역할이 무엇보다 중요하다. 면역세포가 세포의 노화과정이나 대사과정에서 생겨난 불필요한 단백질이나 이물질을 제거함으로써 세포는 물론이고 내 몸 안의 질서가 유지된다. 특히 면역세포 중 하나인 NK 세포는 외부에서 침입한 병균은 물론이고 우리 몸속에서 매일 매일 생겨나는 암세포를 제거한다. 암세포가 면역세포로부터 제때 제거되지 못하면 암세포는 기하급수적으로 분열하여 결국 암 덩어리로 발전하는데 이렇게 되면 체내 질서는 무너지고 만다.

　면역기능을 향상시키기 위해서는 심리적 안정이 무엇보다 중요하다. 부정적인 감정과 장기간의 스트레스는 면역기능 저하의 주범이다. 앞에서 설명했듯이 우리 뇌는 외부로부터 자극을 받는 순간 신체와 감정을 지배하는 호르몬을 분비한다. 자극으로부터 호르몬이 분비되는 반응은 거의 반사적이다. 그러므로 자극을 받는 순간 호르몬의 분비 자체를 억제하는 것은 불가능하다. 그러나 분비된 호르몬을 중화시키는 것은 얼마든지 가능하다. 부정적인 감정을 만들어 내는 호르몬이 분비되어 이를 제때 중화시키지 못하면, 분비된 호르몬이 완전히 사라질 때까지 한동안 부정적인 감정에 시달려야 한다. 앞에서 설명했듯이 분비된 호르몬을 가장 쉽게 중화시키는 방법은 몸을 움직이는 것이다. 노르아드레날린이 아드레날린을 무력화시키는 것처럼 움직이면 반대작용을 하는 호르몬이 분비되어 부정적인 호르몬을 중화시킨다. 직접 경험해보면 금세 화가 가라앉고 기분이 안정되는 것을 느낄 것이다. 명상수련을 하는 사람들은 부정적인 감정이 지속되면 먼저 숨을 참으면서 천천히 복식 호흡을 한다고 한다. 소위 호흡명상법이다. 천천히 호흡에만 집중하다 보면 정신이 맑아지고 마음은 편안해진다고 한다. 복식호흡을 깊게 여러 차례 해보면 마음이 많이 안정되는 것을 경험할 수 있는데, 이것을 가능케 하는 의학적 메커니즘은 다음과 같다. 복식호흡을 하는 동안 횡격막의 움직임이 커지는데, 횡격막에는 노르아드레날린을 분비시키는 부교감신경절이 다른 기관에 비해 특히 많이 분포되어 있기 때문이다. 횡격막의 움직임이 커지면 안정호르몬인 노르아드레날린의 더 많이 분비된다.

호흡명상법은 단지 날숨과 들숨에 의식을 집중하는 것이 전부다. 그렇게 하면 초조하고 불안할 때의 얕고 가파른 호흡은 사라지고 깊고 느린 복식호흡으로 저절로 돌아가 몸과 마음이 안정된다고 한다. 직접 경험해보길 바란다. 심리적으로 안정상태가 되면 뇌의 전전두엽좌측피질이 활성화되는데, 이 부분이 활성화되면 인간은 행복감을 느낀다. 행복감은 면역기능과도 상호 상승작용을 일으킨다. 기분이 좋아지면 면역기능이 상승되고, 면역기능이 상승되면 기분도 좋아진다. 이는 뇌의 신경세포들과 면역세포가 신경전달물질(신경펩티드)의 수용체를 공유하기 때문인데, 면역세포와 신경세포가 신경전달물질과 수용체를 공유한다는 사실은 감정과 면역계가 서로서로 영향을 미친다는 증거다. 면역세포에서 분비되는 베타엔도르핀과 각종 세포전달물질은 뇌의 변연계에 작용하여 긍정적인 감정을 만들어 낸다. 면역세포의 활성화가 먼저인지 행복감이 먼저인지는 닭과 계란의 관계일 수 있지만 긍정적 감정은 심리적 엔트로피를 떨어뜨리고 면역기능을 상승시킨다. 반대로 심리적으로 불안정 상태가 되면 뇌의 전전두엽 우측피질이 활성화되면서 부정적 감정을 느끼게 되고 그 결과 면역기능에도 부정적인 영향을 끼친다.

충분히 쉬고 자주 명상하라

단 5분의 휴식이 당신을 구한다. 휴식은 치유하는 것이며 휴식은 습관이다. 습관은 곧 우리의 삶이되고 운명이 된다. 독일의 격언에도 "습관이 곧 운명이다"라는 말이 있다. 특히 건강은 올바른 생활습관이 필수다. 생활습관만으로도 80%이상의 질병을 예방할 수 있다는 것은 이미 널리 알려진 의학적 사실이다. 휴식과 마음의 평화는 면역기능을 유지하는데 있어서도 필수적인 요소다. 그러므로 가능한 한 평화로운 일상을 자주 경험해야 한다. 현대 사회의 최대 병폐 중 하나는 너무 바쁘다는 것이다. 바쁜 것이 습관이 되면 심리적으로도 불안정 해진다. 그렇게 되면 적응에너지가 소진되어 정신적 쇠약, 무기력, 의욕상실, 만성피로와 우울감을 경험하게 되는데 이것이 바로 탈진증후군(burn-out syndrome)이다. 언제 쉬어야 하는가? 쉬어야 하는 순간은 바로 지금이다. 앞에서 설명했듯이 인디언들은 너무 빨리 가면 영혼이 따라오지 못할까봐 길을 갈 때는 언제나 쉬어간다고 한다. 흔히 인생을 장거리 마라톤이나 등산에 비유하기도 한다. 정상만 바라보고 쉬지 않고 서둘게 되면 쉽게 지쳐 나중에는 등산을 포기하게 된다. 천천히 쉬어가면서 올라가야 주변경관도 눈에 들어오고 새소리, 바람소리도 들을 수 있다. 2014년에 개봉되어 천만 명이상의 관객을 동원한 영화 인터스텔라를 보면 우주 블랙홀 주변 가르강튀아라는 중력장에서는 1시간이 지구의 7년에 맞먹는다고 한다. 즉 지구의 1년이 여기서는 10분보다 빨리 지나간다는 의미다. 인간은 자신만의 시공간 속에서 각자의 삶을 살아가고 있다. 10년을 후딱 한 달처럼 바쁘게 사는 사람도 있고, 드물지만 느리고 더디게 살아가는 사람도 있다. 당신이 머무는 중력장은 어디인가. 7년이 1시간처럼 흘러가버리는 가르강튀아 중력장인가. 아니면 하루가 이틀처럼 천천히 흘러가는 나만의 중력장인가. 이제부터라도 하루를 이틀처럼 살자.

면역관용(immune tolerance)

관용의 품성을 상실한 개체는 스스로가 병든다. 수필가로 우리에게 널리 알려진 금아(琴兒) 피천득 선생은 '여린 마음'으로 돌아간다면 인생은 좀더 행복할 수 있을 것이라고 하였다. '여린 마음'이란 바로 관용의 품성을 말한다. 여린 마음으로 남을 대하는 것은 자신을 선하게 대하는 것과 같다. 반면 신랄하고 무정한 사람은 이치에 어긋나지 않아도 쉽게 적을 만든다. 결국 사방이 적으로 둘러싸여 문제가 발생한다. 인체의 면역계도 관용의 품성을 지니고 있는데 이를 면역관용(immune tolerance)이라고 한다. 자가 면역질환(autoimmune disease)은 면역계가 관용을 상실한 결과 생긴 병이다. 최근에 면역관용을 이용한 치료법이 소개되어 비상한 관심을 끌고 있다. 기존 면역치료법은 환자의 혈액에서 T세포를 추출하고 실험실에서 유전적인 변형을 거쳐 수정된 T세포가 다시 환자에게 주입되어 암, 백혈병 등 악성세포를 공격하는 치료법이었으나 이 치료법은 정상세포도 공격을 당할 수 있는 제한점이 있었다. 인위적인 면역강화가 면역관용의 한계를 벗어났기 때문이다.

관용과 심리적 엔트로피

관용은 스스로를 지키는 힘이며 인간의 존엄과 가치를 보호하는 최고 경지의 진화적 산물이다. 그러나 타고난 관용일지라도 자주 발휘되지 않으면 상실되고 만다. 관용의 발휘는 스스로의 인성을 지켜내는 것이기도 하다. 자신을 용서하듯 남을 용서하는 것, 쉽지 않지만 이것이 바로 관용의 발휘다. 관용은 타고난(personality) 것이기도 하지만 대부분 후천적으로 습득된다. 그러므로 관용은 높은 수준의 교양일 뿐만 아니라 뛰어난 지혜이기도 하다. 관용의 발휘는 실로 어려운 일임에 분명하다. 그러나 너그러워야 심리적 엔트로피를 줄일 수 있다.

관용은 곧 포용을 의미한다. 나와 다른 것을 포용한다는 것은 말처럼 그리 쉬운 일이 아니다. 왜냐하면 나와 다른 것을 포용하는 데는 고통이 수반되기 때문이다. 나와 다른 생각, 나와 다른 가치관, 나와 다른 정치성향 등등. 자신이 불완전한 존재임을 깨달아야 비로소 연민과 포용의 싹이 돋는다고 한다. 현대 심리학에서도 '자신의 약한 부분을 솔직하게 드러내고 인정하는 것이야말로 자아 심리의 가장 강력한 방어다'라고 한다. 타인에 대한 연민과 포용도 여기에서 출발한다. 누구나 세상을 살아가면서 많은 것을 경험하지만 포용이 가져다주는 위안만큼은 결코 잊지 못할 것이다. 포용(包容)은 생명을 잉태한 산모의 모습에서 따왔다고 한다. 생명을 잉태하고 탄생시키는 일은 7만2천 시간 동안의 고통의 과정이다. 어머니는 당신의 몸속에 한 생명을 품은 채 300일 낮밤 고통의 과정을 감내한다. 때론 심한 입덧으로 물 한 모금 삼키기 어려운 날도 있다. 결국에는 산통도 겪어야 한다. 이렇듯 포용은 고통이다. 이 과정을 통해 어머니는 모성을 획득한다. 어머니가 위대한 이유도 여기에 있다. 산통을 통해 모성을 획득하듯이 인간은 고통을 통해 관용을 습득한다고 한다. 맹자는 남의 고통을 보며 함께 아파하는 것은 인간의 본성으로 보았고 이를 측은지심(惻隱之心)이라고 했다. 진화생물학은 관용을 자연선택의 결과로 보았다. 관용의 본성을 지니지 못한 개체는 사전에 도태되기 때문이다.

우리는 모두 어머니 몸속에서 이미 관용의 본성을 지닌 채 태어났다. 정신과 의사이자 심리학자인 칼 융은 "모든 치유자는 상처 입은 사람이다." 라고 했다. 상처를 통해 면역을 획득하고 상처의 고통을 통해 관용을 획득하기 때문이다. 미국의 극작가인 존 패트릭은 "고통은 인간을 생각하게 만들고, 생각은 인간을 지혜롭게 만든다."고 했다. 이것이 관용획득의 메커니즘이다. 극중 오열하는 주인공의 모습을 보고 단 한번만이라도 눈물을 훔친 적이 있다면 당신은 이미 관용을 획득한 사람이다. 관용은 '너와 나' 사이에서 발생한 심리적 엔트로피를 떨어뜨린다. 상처는 살아온 세월의 이력에 비례한다고 한다. 우리가 늙어가면서 더 새로워지고 더 아름다워지는 이유도 고통을 통해 관용의 경계가 확장되었기 때문이다.

감정을 조절해야
엔트로피가 낮아진다

인간의 감정만큼 무상한 것이 또 있을까?

앞에서도 언급했지만 열린 시스템을 가진 생명체는 내부 엔트로피를 항상 일정 수준으로 유지하고 있는데 이는 변화를 받아들이면서 위기적 상황에 잘 적응하고 있기 때문이다. 그렇지 않으면 조그만 불확실성에도 불안해지고 심리적 엔트로피는 증가한다.

우리는 숙명적으로 변화에 직면할 수밖에 없고, 앞서 Chapter.3 〈심리적 엔트로피(psychological entropy)란 무엇인가?〉의 '고진감래의 과학적 메커니즘'에서 설명했듯이, 변화에 직면할 때마다 뇌는 이것을 위기상황으로 인식한다. 그래서 우리의 생각이나 느낌 그리고 심리현상도 끊임없이 요동

치는 것이다.

감정은 신체의 일부인 뇌가 만들어낸 일시적 현상일 뿐이다. 조건에 따라 감정이 변하고, 감정이 변하면 몸도 변한다. 기능성자기공명촬영(fMRI)이나 단일광자단층촬영술(SPECT)을 시행하면 실제로 마음이 편안한 상태에서는 뇌의 전두엽좌측 피질이 활성화됨을 확인할 수 있다. 뇌는 몸의 일부다. 감정이 변하니 몸도 변한 것이다.

> 마음의 중심에는 감정이 존재한다. 감정은 이성은 물론이고 우리 몸의 모든 현상을 지배한다. 감정과 무관한 객관적인 현상은 일어나지 않는다.
>
> – 안토니오 다마지오, 《데커르트의 오류》, 눈출판그룹, 2017. –

엔트로피를 일정하게 유지하는 것에 있어 가장 중요한 요소는 우리의 감정이다. 잘 조절된 인간의 감정만큼 중요한 것이 없다. 감정은 자연스런 것이며 생존을 향한 필요조건이기도 하다. 그러나 조절되지 않은 감정만큼 위험한 것도 없다. 앞에서 언급했듯이 감정이 격해지면 열운동이 확산되고 열운동이 확산되면 엔트로피는 가파르게 증가한다. 최신의 뇌과학적 이론에 의하면 감정은 타고난 것이 아니라 각자가 습득한 개념을 바탕으로 구성된다.

자극이 오면 우리의 뇌는 개념을 바탕으로 감정을 구성한다. 감정은 타고 나는 것이 아니며 만약 보편적인 감정이 있다면 그것은 개념을 공유하기 때문이다. 우리가 보고 듣고 만지고 맛보고 냄새 맡는 것은 대부분 세계에 대한 반응이 아니라 뇌에서 구성한 일종의 환상을 우리는 실재처럼 경험하는 것이다. 이것이 뇌가 어떻게 감정을 만들어내는가에 대한 답이기도 하다.
- Lisa F. Barret,《감정은 어떻게 만들어 지는가》, 생각연구소, 2017. -

우리는 태어나면서부터 자신을 둘러싼 환경과의 상호작용은 물론이고, 수많은 경험과 학습을 통해 개념을 습득한다. 뇌는 이것을 바탕으로 상황에 따라 자신에게 유용한 방식으로 감정을 구성한다. 개념을 바탕으로 뇌가 수행하는 이 과정은 매우 빠르고 자동적이어서 우리는 알아차릴 수 없다. 그래서 감정은 마치 타고난 어떤 실체처럼 받아들이지만 사실은 뇌에서 자기 멋대로 만들어낸 것이다. 같은 상황에서 너와 내가 비슷한 감정을 경험하는 것은 너와 내가 습득한 개념이 별반 다르지 않기 때문이다. 즉 개념을 공유하기 때문이다.

현대의 뇌과학은 좋은 감정을 만들어내기 위해서는 새롭고 좋은 감정개념을 획득할 것을 주문한다. 뇌가 새로운 감정개념을 획득하지 않고서는 새로운 감정을 만들어내지 못하기 때문이다. 다양한 경험과 학습을 통해 기존 개념이 해체되고 새로운 개념이 형성되면, 감정이 달라지고 예측이 달라지고 행동이 달라진다. 그러므로 새로운 개념을 습득한다는 것은 마음을 개조할 수 있는 기회를 얻는 것이다. 여기에 대해서는 〈감정의 민첩성이 높아야 엔트로피가 낮아진다〉에서 보다 자세히 기술될 것이다.

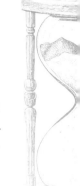

몸을 움직이면
심리적 엔트로피가 안정화된다

뇌는 빛 진동 냄새 등 정보의 파편에 의존하여 현재 내가 경
험하는 느낌과 감정 같은 우리의 마음을 구성한다

– 리사 F. 배럿, 《감정은 어떻게 만들어 지는가》, 생각연구소, 2017

    하루 단 1분만이라도 자신의 마음을 고요히 관찰해본 적이
있는가. 느낌과 감정, 혹은 이런저런 심리현상과 생각으로 우
리는 자신의 마음을 경험한다. 그중에서도 느낌과 감정은 대
표적인 마음의 표상이다. 좋다, 나쁘다, 불안하다, 우울하다,
등등. 그런데 마음만큼 의지대로 되지도 않으면서 변화무상
한 것이 또 있을까. 이것은 우리 모두가 익히 잘 알고 있을뿐
더러 잠깐만 마음을 관찰해도 곧 경험하게 되는 사실이다. 괴

로운 마음은 빨리 벗어나고 싶어도 의지와는 정반대로 더 오래 머무는 법이고, 즐거운 마음은 오래 지니고 싶어도 잠깐 머물다 사라진다. 그러나 의지대로 되지 않는다 하더라도 마음은 흐르는 물과 같아서 곧 무상(無常)해진다. 무상한 탓에 고요했던 마음은 어느 순간 다시 분잡해지고 심리적 엔트로피는 가속된다.

심리적 엔트로피를 안정화시키는 가장 좋고 쉬운 방법은 몸을 움직이는 것이다. 우리 몸은 움직일 때마다 행복물질이 분비되게끔 설계되어있다. 기분이 좋아서도 춤을 추지만, 기분이 별로일 때도 춤을 추면 기분이 좋아지는데 이유도 이 때문이다. 가벼운 스트레칭부터 맨손체조, 산책 등 움직이는 동작은 모두 마찬가지다. 앞에서 설명했듯이 우리몸속 주요 면역세포인 T 세포는 임파절에 머물며 항원을 찾아내고자 12-24시간마다 혈액 속을 순환하는데, 운동과 율동은 우리 몸속 면역세포를 활성화시키고, 면역세포가 활발해지면 면역세포에서 분비되는 베타 엔도르핀과 각종 세포전달물질이 뇌의 변연계에 작용하여 긍정적인 감정을 만들어 내기 때문이다. 뿐만 아니라 몸을 움직이면 노르아드레날린이 분비되고 노르아드레날린은 마음을 안정시켜 심리적 엔트로피를 떨어뜨린다. 인간은 정신적인 개념을 사용해 신체질서를 조절할 수 있는 능력을 지녔지만, 신체상황을 정신적인 개념을 사용해 개선하는 것은 말처럼 쉽지가 않다. 다시 한번 강조하지만 마음을 움직이는 가장 쉬운 방법은 몸을 움직이는 것이다. 불행하게도 현대문화는 쉽게 우리의 마음상태를 엉망으로 만든다. 만성피로를 느끼기도 하고 심하면 우울한 감정에 빠져들기도 한다. 움직여야 할 때는 바로 지금이다. 더 나빠지면 손가락 하나 까딱하기도 힘들어진다. 움직이면 기분이 업(up)되고 행복감을 느끼게 된다. 행복감은 엔트로피를 떨어뜨리는 대표적인 정신에너지다. 마음은 누구나 다 가지고 있다. 우리가 가지고 잊지 않는 것에 의존하면 우리는 모두 환자가 되고 만다.

심리적이나 육체적으로 심한 상처를 받았던 과거의 경험은 괴로운 감정을 구성하는 주된 재료가 되기도 한다. 물론 인생의 크고 작은 부침에도 굳게 평정심을 유지하는 사람도 있지만, 과거의 상처가 만들어낸 고통 속에서 상당기간 허우적거리는 사람도 있다. 필자도 그중의 한사람이다. 살면서 누구나 한번쯤은 넘어진다고 하지만 10년 전 나도 삶의 걸림돌에 크게 한번 넘어진 적이 있었다. 지금도 가끔 그때 입은 마음의 상처가 불쑥불쑥 회한(悔恨)으로 떠올라 한참동안 나를 괴롭히곤 한다. 세계적인 정신적 지도자 중 한 사람인 '달라이 라마'는 사람들은 자신이 받은 상처를 곱씹으면서 자기가 부당한 대우를 받았다는 느낌을 점점 키워가고, 그 결과 고통을 끝까지 살아있게 만든다고 했다. 뿐만 아니라 지난날의 상처에 대해 종종 지나칠 정도로 민감하게 느끼고, 사소한 일을 크게 여기고, 그런 일을 자신만 겪고 있다고 생각함으로써 스스로 고통을 키운다고 했다(달라이 라마, 하워드 커틀러, 《달라이 라마의 행복론》, 김영사, 2002). 뒤돌아보면 나의 경우도 딱 그랬다. 아무리 애써 마음을 다잡으려고 해도 마음은 의지대로 되지 않았고, 분하고 억울한 마음은 예고도 없이 나타났다. 그때마다 가슴 속 바다는 뒤집혀졌고 먹구름이 몰려왔고 천둥이 쳤다. 내 가슴 속에는 먹구름을 소멸시키는 빛도 보이지 않았고, 빛을 잉태한 여명도 없었으며, 빛이 소멸해가는 노을조차 없었다. 어둠 속에서 몸부림치는 '나'라는 괴로운 존재만 인식될 뿐이었다. 상처는 회한(悔恨)이 되었고 회한은 어김없이 내 가슴 속에 먹구름을 몰고 왔다. 먹구름은 비가 되어 쏟아졌고 나는 먹구름 속에서 한 발짝도 비켜날 수 없었다. 눈물은 나의 의지와 상관없이 불현듯 분수처럼 솟구친다는 사실도 그때 처음 알았다. 어느새 회한은 상념(想念)이 되어버렸고 나의 하루는 늘 괴롭고 우울했다. 누군가 인간의 시선이 자신을 향하는 것은 마음에서 해방되고 싶은 필사의 노력이라고 했다. 나는 고통에서 해방되고 싶었다. 10년이 훨씬 지나 먹구름이 지나간 지금 그때를 뒤돌아보면, 나의 경우에도 고통스런 감정에서 벗어나는 가장 손쉬운 방법은 내 몸을 움직이는 것이었다. 몸을 움직이니 고통이 줄어들기 시작했다. 그래서 달렸다. 틈만 나면 달렸다. 러닝머신 위에서도 달렸고 땅위에서도 달렸고 산속에서도 달렸다. 먹구름이 몰려오면 먹구름 속을 달렸고 비가 오면 비속을 달렸다. 달리다 지치면 걸었다. 달리다 걸었고 걷다가 달렸다. 숨은 차서 목구멍까지 올라오는데 정신은 맑아졌고 마음은 점점 편해졌다. 육신에 고통이 따를 때 마음은 오히려 편안해질 수 있다는 사실을 나는 그때 분명하게 경험했다. 이때부터 구두를 벗고 운동화를 신었다. 지금도 출근할 때는 운동화를 신는다. 구두를 신고 출근하는 모든 분들께 가능하다면 운동화를 권하고 싶다. 신어보면 안다. 운동화를 신으면 얼마나 몸이 활발해지는지, 그리고 마음은 얼마나 편안해지는지를. 다시 한번 강조하지만 심리적 엔트로피를 줄이는 가장 손쉬운 방법은 몸을 움직이는 것이다.

움직이면 유전자도 바뀐다

이전에는 타고난 유전자가 외형은 물론이고 기질이나 습성까지 모든 것을 결정한다고 믿었다. 그러나 지금은 유전자 결정론을 전적으로 받아들이지 않는다. 유전자가 똑같은 일란성 쌍둥이라 하더라도 한 사람은 정상인 반면 다른 한사람에게는 비만이나 암이 생길수도 있다. 유전자 발현이 달라졌기 때문이다.

세포의 핵 속 유전자들은 다양한 유기분자들과 화학결합을 하고 있는데, 유전자와 결합한 유기분자들이 유전자의 행동을 바꾸어 유전자의 발현을 높이기도 하고 낮추기도 한다. 생활습관과 환경, 감정, 노출된 오염물질, 심지어 사회적 상호작용과 같은 후성적 요인에 의해 유기분자들이 합성되고, 이 유기분자들이 유전자의 발현을 조절한다는 것이다. 여기에 대해서 체계적으로 연구하는 분야가 바로 후성유전학이다. 후성유전학의 기본 개념은 암 치료에도 널리 도입되어 지금까지 활발한 연구가 진행되고 있는데, 암을 둘러싼 미세 환경을 바꿈으로써 잠자는 암 억제 유전자를 후성적으로 발현시켜 암을 치료하고 예방하자는 것이다(Richard C, Francis, 쉽게 쓴 후성유전학, 시공사, 2013).

세계적인 심리학자인 하버드대 탈벤 샤하르 교수는 그의 강의(What is happiness)에서 성공의 3가지 팁(tip)을 제시했는데 그중 첫 번째가 실천(實踐)이다. 실천한다는 것은 곧 행동에 착수한다는 의미다. 행동으로 실천해야 성공할 수 있다는 것은 하나마나한 소리지만, 그것의 의학적 이유는 끊임없이 실천하고 행동할 때 비로소 억제된 유전자가 후성적으로 발현되고, 그렇게 발현된 유전자가 우리를 더욱 성숙되고 새로운 인간으로 이끌어주기 때문일 것이다. 원앙새 새끼들의 이소(離巢)과정이 TV를 통해 소개된 적이 있었다. 원앙새는 우리나라 천연기념물 제 327호로 지정된 야생조류다. 4, 5마리씩 무리를 지어 냇가나 숲속 연못에서 주로 먹이활동을 하는데 4월이면 짝짓기를 한다. 원앙새는 너구리, 족제비, 뱀, 들고양이 등의 천적을 피해 수십 미터 정도 높이의 나무에 나있는 구멍이나 비교적 안전하다고 판단되는 곳에 둥지를 틀고

9~12개 정도의 알을 낳는데 알은 한 달 정도면 부화한다. 다른 조류는 새끼가 어느 정도 날개 짓을 하여 날 수 있을 때 둥지를 떠나는데 원앙새는 이와 다르다. TV에 소개된 원앙새의 이소과정은 실로 놀라웠다. 알에서 부화되자마자 수십 미터 아래로 뛰어 내리는 것이 이소과정의 전부였다. 나는(飛上) 법도 모르면서 수십 미터 아래로 몸을 던진다는 것은 쉬운 일이 아니다. 어미는 끊임없이 지저귀며 이들의 이소를 독촉하고, 주저하던 어린새끼들은 마침내 수십 미터 아래로 자신의 몸을 던진다. 새끼원앙은 이렇게 자신의 잠자는 유전자를 발현시키는 것이다.

알에서 갓 부화한 새끼 원앙이 수십 미터 아래로 몸을 던진 것 자체가 유전자를 발현시키는 대단한 실천이고 도약인 것이다.

우리는 모두가 꿈을 이루기를 원한다. 꿈을 이루는 해당 유전자를 깨우면 가능한 일이지만, 꿈을 이루는 유전자는 좀처럼 쉽게 발현되지 않는다. 꿈을 이루는 유전자는 원앙새의 이소과정에서 보여준 것처럼 백척간두(百尺竿頭)에서 죽을 각오로 한 발 더 내디딜 때 비로소 발현될 수 있는 것이다. 어떤 고민이나 걱정거리가 생기면 우리는 흔히들 '신경 끄라'고들 한다. 그러나 미국의 베스트셀러 작가인 마크 맨슨(Mark Manson)은 신경을 끈다는 것은 아무것에도 신경 쓰지 않음을 의미하는 것이 아니고 목표에 따르는 역경에 예속되지 않음을 의미한다고 했다(마크 맨슨, 《신경끄기의 기술》, 갤리온, 2017). 뽕나무도 태풍이 예상되거나 다가오는 겨울에 많은 눈이 예상되면 오히려 싹을 더 빨리 길게 내민다고 한다. 역경에 예속되지 않는 삶의 자세, 이것이 바로 잠자는 유전자를 발현시키는 원동력이다.

음악은 엔트로피를 낮추는
좋은 치료제다

　들는 이로 하여금 즐거움(樂)을 주는 소리(音)가 바로 음악(音樂)이다. 불안과 같은 정신적 고통이 우리 몸의 엔트로피 상태를 악화시킨다면 반대로 음악처럼 우리에게 위안과 즐거움을 주는 것들은 심리적 엔트로피(psychological entropy) 상태를 개선시키는 훌륭한 '네겐트로피'다. 음악이 심리적 엔트로피를 개선시키는 기전을 살펴보면 다음과 같다.

　음악이 발생시킨 공기 중의 파동이 내이(內耳)로 전달되면 내이의 달팽이관에 있는 유모세포(hair cell)는 소리정보를 전기신호로 바꿔 뇌에 전달한다. 이때부터 전기신호를 따라 뇌의 신경세포가 발화하기 시작하는데 시간이 지나면서 마침내 음악과 완전한 동조(同調; entrainment)를 이루게 된다. 동조란 물결이 교차할 때 서로서로 영향을 미치는 하나의 리듬이 다른 리듬의 주기에 영향을 미쳐 결국에는 일치하거나 근접하는 현상을 말한다. 두 개의 추를 엇갈리게 흔들어도 시간이 흐르면 결국 두 추의 주기는 일치하면서 동조를 이루는데, 추가 움직이면서 일으키는 공기의 파동이 서로서로 영향을 끼치기 때문이다. 마찬가지로 소리굽쇠를 때리면 가까운 곳에 있는 같은 주파수의 다른 소리굽쇠가 서로 붙어 있지도 않는데 진동하기 시작한다. '동조현상'은 1665년 네덜란드 물리학자 크리스티안 하위언스(Christiaan Huygens)가 처음 발견했다. 그는 그것을 '묘한 공감'이라고 불렀다. 뇌가 음악으로 인해 자극되면 뇌의 신경세포는 음악에 동조하여 발화하기 시작한다. 모든 심리적 혼란과 고통은 신경세포의 발화가 리듬을 상실했기 때문인데 음악에 동조하여 신경세포의 발화가 리듬을 회복하면 심리적으로도 안정감을 느끼게 된다(노먼 도이지. 《스스로 치유하는 뇌》, 동아시아, 2018).

음악이 훌륭한 '네겐트로피'일 수 있는 이유는 동조현상 때문이다. 동조를 통해 음악은 뇌를 다시 동기화시키고 신경세포는 음악의 리듬을 따라 조화롭게 발화된다. 뇌가 리듬을 회복하면 심리적으로 안정되고 뇌의 기능은 한층 더 효율적으로 바뀐다. 고대 그리스의 철학자들은 아주 오래전부터 음악이 육체와 정신의 고통을 치료한다고 믿었다. 그것이 점차 발전되어 오늘에 이르러서는 임상영역에서도 음악치료(music therapy)라는 이름으로 널리 활용되고 있다. 음악치료는 신경세포의 발화가 리듬을 잃었을 때 생겨나는 질환에 특히 유용하다.

현대 음악치료의 발상지는 미국이다. 2차 세계대전 당시 참전용사의 심한 외상 후 스트레스 장애(post-traumatic stress disorder)를 치료하기 위해서 음악적 중재가 처음 사용되었고 점차 현대적으로 구체화되어 지금에 이르렀다. 음악은 통증치료는 물론이고 불안장애와 우울증 같은 정신질환의 치료에도 널리 이용되고 있다(Aalbers S, et al. Music therapy for depression. Cochrane Database Systematic Reviews. November, 2017).

음악은 꼭 치료목적으로 프로그램화된 것이 아니어도 우울한 기분을 업(up)시키고 심신의 안정과 뇌의 기능을 향상시킨다(Thompson, W. F., & Schlaug, G. 〈The healing power of music〉, 《Scientific American Mind》 26[2], 2015.pp.32-41).

음악이 기분을 업(up)시키는 이유는 뇌의 보상중추를 작동시켜 도파민 분비를 자극하기 때문인데, 도파민은 기분을 업(up)시키는 대표적인 신경전달물질이다. 지금까지 개발된 많은 항우울제가 도파민체계에 작동한다. 이외에도 음악은 뇌의 특정부위를 자극함으로써 과거의 행복했던 추억을 소환시키기도 하고 애잔한 그리움에 흠뻑 젖어들게 하기도 한다. 음악을 듣다보면 가끔 그리웠던 순간이나 얼굴들이 생생히 떠오르는 것도 이 때문이다.

2023년 4월 24일, 6.25 전쟁 중 '백마고지' 전투 생존자였던 룩셈부르크 참전용사 '질베르 호펠스'의 장례식에서 추모곡으로 한국민요 '아리랑'이 울려 퍼져 국내 유력 언론이 이를 대서특필한 적이 있었다. 호펠스는 자신이 죽으면 추모 곡으로 꼭 '아리랑'을 불러달라고 유언장에 남겼다고 한다. 사연인즉, 한국전쟁 참전용사였던 호펠스는 1952년 3월 부산에 도착한 뒤 벨기에 대대소속으로 전투에 투입되어 백마고지에서 임무를 수행했다. 그가 수행했던 백마고지 전투는 강원 철원 일대에서 국군9사단이 중공군과 격돌했던 6·25 전쟁에서 수많은 전사자를 낸 가장 치열했던 전투였다. 밀고 밀리는 전투 끝에 한국군은 마침내 이 전투에서 승리했고, 그 결과 유엔군의 일등병이자 기관총 사수였던 호펠스는 기적적으로 살아남아 부대에 복귀할 수 있었다고 한다. 그가 복귀하는 순간 연병장에서는 '아리랑'이 울려 퍼졌는데 그날 이후 호펠스는 죽을 때까지 우리민요 '아리랑'을 잊지 못했다고 한다. 집안 행사나 생일날에도 그는 아리랑을 곧잘 부르곤 했다고 한다.

우리 민요 아리랑은 그에게 어떤 추억, 어떤 장면을 소환했을까. 내 어머니는 나이 90이 되던 해 자식들 앞에서 처음으로 반주도 마다하신 채 육성으로 유행가 한곡을 불렀는데 바로 '해운대 엘레지'라는 대중가요였다. 가사와 음정 그리고 박자까지 정확해서 자식들 모두가 놀라워한 적이 있었다. 1958

년에 발표된 이 노래는 국민가수 이미자 씨가 불러 더욱 유명해진 노래다. 어머니는 1절만 부르셨는데 1절의 가사를 소개하면 다음과 같다.

언제까지나, 언제까지나
헤어지지 말자고 맹세를 하고
다짐을 하던 너와 내가 아니냐.
세월은 가고, 너도 또 가고
나만 혼자 외로이 그때 그 시절
그리운 시절 못 잊어 내가 운다.

그 뒤 우리 어머니는 잔병치레 한 번 없이 7년을 더 사시다가 97세의 나이로 타계하셨다. 어머니가 돌아가신 그 이듬해 나는 우연히 해운대를 찾게 되었다. 그런데 해운대 백사장 중간쯤에 이 노래비가 세워져있는 것을 보았다.

노래비에 새겨진 가사를 읽어 내려가다가, 나는 문득 어머니께서 이 노래의 가사와 멜로디를 나이 90이 넘도록 정확히 기억하고 있었던 이유를 알 것도 같았다. 바로 먼저 간 남편에 대한 그리움 때문이 아니었을까. 어머니는 50대 초반에 당신의 남편을 잃고 혼자가 되셨다. 어머니는 아마도 먼저 간 남편에 대한 그리움을 그렇게 노래로써 달랬을 것이다.

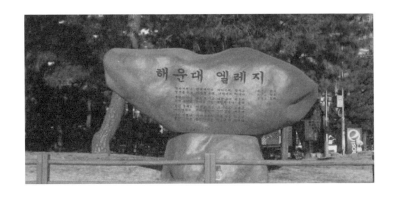

음악은 가사가 있어도 좋고 없어도 무방하다. 그저 듣고 싶은 곡을 들으면 된다. 클래식, 가요, 가곡은 물론 판소리 우리 가락도 좋다. 악기를 연주하거나 직접 노래를 부르는 것은 더욱 좋다. 우리조상들은 일하다 힘들어도 노래를 불렀다. 삶의 애환은 물론이고 지극한 한(恨)도 소리로써 달랬다. 한(恨)은 심리적 엔트로피를 가속시킨다. 한을 달램으로써 심리적 엔트로피를 줄인다. 한은 관념이고 엔트로피는 과학이다. 관념과 과학은 함께 뒤 섞여 공존하는 것이지 배타적으로 이분화될 수 없는 것이다.

한(恨)을 소리로써 달래는 우리가락 판소리를 소재로 한 영화가 1993년4월10일에 개봉되어 대박을 터뜨린 적이 있었는데 그 영화가 바로 거장 임근택 감독의 〈서편제〉다. 영화 〈서편제〉에서 아버지 유봉(김명곤 분)은 딸 송화(오정혜 분)의 득음을 위해 그녀의 눈을 멀게 한다. 한(恨)에 사무쳐야 비로소 득음(得音)할 수 있다는 그의 소신과 믿음 때문이었다. 득음이란 음악적 역량이 절대적인 경지에 오른 상태를 일컫는다. 실제로 명창들의 득음을 향한 과정은 이 영화에서처럼 험난하면서도 눈물겹다고 한다. 결국 송화는 눈을 잃은 대신 소리를 얻는다(得音). 이 영화의 마지막 장면이 압권이다. 아버지를 원망하며 누나 곁을 몰래 떠났던 동생 동호(김규철 분)가 전국 방방곡곡 누나를 찾아다니다 마침내 시골 어느 한적한 주막에서 장님이 된 누나를 만난다. 동호는 낯선 손님인양 송화에게 소리를 청하고 송화는 그의 청을 받아들여 소리를 하는데, 눈이 멀어 사람을 볼 수 없는 송화는 그의 북장단이 아버지와 똑 같음을 알고 그가 바로 몇 년 전에 정처 없이 자기 곁을 떠나버린 동생 동호임을 알아본다. 송화는 그녀의 한(恨)서린 슬픔을 처절하게 소리로 불러내는데, 득음의 경지에 다다른 그녀의 소리는 슬픔을 초월하고 있었고 비애에 함몰되지 않았다. 그녀의 한(恨)은 어느 듯 득음으로 승화되었고, 득음의 경지에 이른 그녀의 소리는 다른 이의 한(恨)과 슬픔까지 위로하기에 충분하고도 남았다. 북 장단을 맞추던 동호의 눈에는 어느덧 눈물이 고이고, 가득 고인 눈물이 두 뺨에 흘러내리면서 영화는 끝을 맺는다. 그리고 이 영화 〈서편제〉는 한국 영화사상 처음으로 100만 관객의 대기록을 세운다.

참고로 '서편제'란 섬진강을 기준으로 서쪽 지역인 광주·나주·담양·화순·보성 등지에 전승된 소리로, 계면조의 표현에 중

점을 둔다. 계면(界面)이라는 것은 영화 속 동호처럼 듣는 이가 눈물을 흘려 그 눈물이 얼굴에 금을 긋기 때문에 붙여진 이름이다. 듣는 이가 자기의 의지와 상관없이 눈물을 흘린다는 것은 소리가 지닌 파동에너지가 내면의 심금(心琴)을 울렸기 때문이다.

인간이 내는 소리가 다른 이의 심금과 동조를 이룬다는 것은 한 없이 어렵다. 그래서 서편제의 소리는 한(恨)이 없이는 득음하기 어렵다는 것이고 실제로 득음한 서편제 명창들의 소리를 들어보면 그들의 한(恨)이 어떻게 다른 이의 한(恨)과 슬픔을 위로하는지를 경험할 수 있을 것이다. 서편제와 대비되는 것이 '동편제'인데, 이는 섬진강 동쪽 지역인 남원·순창·곡성·구례 등지에 전승된 소리로서, 우조(씩씩한 가락)의 표현에 중점을 두고, 감정을 가능한 절제하며 부른다.

자연의 소리

자연이 만들어 내는 소리도 득음(得音)한 명창들의 소리 못지않게 우리에 큰 즐거움과 위안을 준다. 자연의 소리 중에는 새소리, 바람소리, 파도소리 등등이 있지만 그중에서도 나는 계곡에 넘쳐나는 물소리를 좋아한다. 특히 유월 장마가 지고 나면 계곡에는 물소리로 가득해지는데, 한 걸음씩 내디딜 때마다 물은 점점 속도를 더해가며 중모리, 중중모리, 자진모리를 거쳐 휘모리장단으로 숨 가쁘게 소리를 질러내며 계곡을 따라 흘러간다. 깊게 패인 소(沼)를 만나서야 잠깐 호흡을 가다듬고 다시 물소리는 웅장하고 호탕한 진양조로 바뀐다. 산새들의 추임새까지 보태면 어느 명창의 득음한 소리가 여기에 견줄까. 산 아래 들판에 이르러서야 계곡물은 마침내 한자락 소리를 마친다. 계곡물이 소리를 멈추면 노을진 들판 저 멀리서 마치 답가처럼 구성진 멧비둘기 울음소리가 들려오는데 이 소리는 영락없는 계면조다.

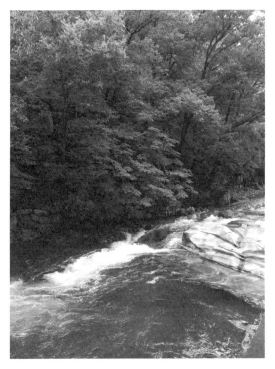

양산통도사 계곡

자연이 들려주는 소리도 듣는 이를 위로하는 부작용 없는 명약이다. 신명이 나서 어깨가 들썩이고, 눈물이 고여 얼굴을 적시며, 감정이 순화되고 행복감을 느끼는 것도 모두 음악이 지닌 힘이다. 음악 감상은 치매에 걸릴 위험도 낮춘다. 음악은 훌륭한 '네겐트로피'임이 분명하다.

음악은 풀에서 시작된다.
바람 끝이 닿을 때
맺혔던 이슬이 떨어질 때
풀잎은 비올라의 현이 된다.

귀를 열고 청력의 볼륨을 높이면
저 신들의 음률을 들을 수 있다.

신은 멀리 있지 않다
우리가 무관심한 저 풀잎에 있다
거기서 노래를 만들고 있다.

-문효치 '수크렁' 전문-

감정의 민첩성이 높아야
엔트로피가 낮아진다

    우리 인체는 수의(隨意)와 불수의(不隨意)의 조화 속에 생명현상을 유지한다. 수의란 내 의지대로 움직이는 것을 말하고 불수의란 내 의지대로 움직일 수 없는 것을 말한다. 우리 인체에서 불수의의 영역은 자율신경계가 지배한다. 골격근은 수의적으로 움직이지만 심장박동, 내장의 움직임, 혈관의 수축과 확장 등은 우리의지와 상관없이 불수의적으로 움직인다. 자율신경계가 지배하기 때문이다. 잘 알다시피 자율신경계에는 교감신경과 부교감신경이 있다. 교감신경은 위급한 상황에서 우리를 흥분시키는 신경이다. 괴한으로부터 갑작스럽게 공격을 당한다든가 하는 위급한 상황에 대처하는 것은 모두 교감신경의 역할이다. 교감신경은 재빨리 행동에 나서도록 근육을 수축시키고, 시급히 혈액을 공급하기 위해 혈관을 수축시키며 심장을 더 빨리 뛰게 한다. 반면 부교감신경은 교감신경과는 정반대로 작용하는데 혈관을 확장시키고 흥분을 가라앉히며 심장박동수를 줄인다. 우리 몸은 이와 같이 수의와 불수의, 교감신경과 부교감신경의 조화 속에서 늘 일정함을 유지한다. 편안한 휴식 상태나 명상 혹은 수면상태에서는 부교감신경이 작동됨으로써 교감신경의 흥분을 가라앉히고 흐트러진 내면의 질서를 수습한다. 행복호르몬이라 불리는 세로토닌도 부교감신경이 뇌의 전두엽좌측피질을 활성화시킴으로써 분비된다. 반대로 교감신경이 흥분되면 신체엔진을 가속시켜 열운동이 확산되고 그 결과 엔트로피의 증가 속도도 가속된다.

지금껏 인류는 위협하는 각종 도전에 응전하면서 스스로 진화해왔다. 진화의 과정은 스트레스의 연속이다. 스트레스는 우리 삶의 활력소가 되기도 하고 또 이를 극복해가면서 인간은 한 단계 더 성숙하고 발전한다. 스트레스는 진화를 위해 반드시 극복해야 될 과제임을 잊어서는 안 된다.

스트레스 호르몬으로 알려진 아드레날린(에피네프린)의 반감기는 1~3분으로 매우 짧다. 우리가 흔히 화가 났을 때 1분만 참으라고 한다. 아무리 화가 나도 1분만 참으면 스트레스호르몬이 반감되어 흥분이 가라앉는다. 옛사람들도 경험적으로 이를 간파했던 것이다. 이와 같이 현재의 감정 상태에서 재빨리 벗어나는 것을 감정의 민첩성이 뛰어나다고 한다. 어린아이들은 울다가도 금방 웃는다. 감정의 민첩성이 뛰어나기 때문이다. 감정의 민첩성이 뛰어난 사람은 부정적인 감정이 자신을 압도하도록 내버려두지 않는다. 주변 환경과 상황에도 유연하게 대응한다. 감정의 민첩성 수준이 높으면 높을수록 건강은 물론이고 사회적 성공이 그만큼 보장된다(수전 데이비드, 《감정이라는 무기》. 북하우스, 2017).

감정의 민첩성과 반대되는 개념이 감정의 경직성이다. 한 번 흐트러진 감정이 여간해서 바뀌지 않는다. 감정의 경직성이 높으면 고혈압, 급성 위궤양, 과민성 대장질환, 불안, 불면, 우울증, 등등의 다양한 질병들이 초래된다. 뿐만 아니라 감정의 덫에 걸리는 순간 강력한 감정들은 늘 우리를 지배해서 내면의 질서를 무너뜨린다. 그 결과 판단이 흐려지고 잘못된 행동도 서슴지 않는다.

감정의 민첩성을 높이기 위해서는

앞에서 설명했듯이 다스려지지 않는 마음처럼 자신을 해치는 것은 없다고 했다. 세계적인 심리학자이자 감정구성론의 권위자인 미국 노스이스턴 대학의 리사 펠드먼 배럿교수는 감정의 민첩성을 향상시키기 위해서는 다양한 감정단어를 습득할 것을 주문한다. 언어는 사람들이 경험하는 세상을 반영한다. 특히 단어는 개념의 씨앗이며 단어를 통해 개념이 구체화 된다. 사랑이라는 단어가 없어도 우리는 여전히 그 감정을 사랑이라 느낄 수 있을까? 감정개념이 없으면 그 감정을 경험 또는 지각할 수 없다. 감정을 표상(表象)시키는 것은 단어이기 때문이다. 인간은 새로운 감정단어를 획득함으로써 그 감정을 경험하고 지각한다(리사 F. 배럿, 감정은 어떻게 만들어 지는가,생각연구소 2017).

다양한 감정단어를 습득한 사람일수록 감정입자도가 높다. 감정입자도가 높을수록 감정이 양 극단에 치우치지 않는다. 아무 말 없이 안온(安穩)한 기분에 휩싸인 감정을 덴마크 사람들은 '휘게(hygge)'라고 표현한다. 우리말로는 달리 대체할 감정단어가 없어 소개하는 것이다. 건강하고 행복한 삶을 위해서는 다양한 감정단어를 습득해야 하고 그리고 그것을 경험해야한다. '휘게'라는 감정은 가장 단순한 것에서 느낄 수 있는 기쁨과도 같은 감정이며, 미래를 꿈꾸면서도 느낄 수 있고 과거를 회상하면서도 느낄 수 있다(마이크 비킹, Hygge life, 위즈덤하우스 2016). '휘게'라는 감정단어의 습득 없이는 우리는 그 감정을 경험할 수 없다. 사랑이라는 단어를 모르면 사랑이라는 감정을 경험할 수 없는 것처럼, 감정의 민첩성을 향상시키고 다양한 감정을 경험하기 위해서는 다양한 감정 단어를 습득해야 한다. '휘게(hygge)'라는 감정단어를 꼭 기억해 두자.

엔트로피를 낮추는 에너지의 원천, 마나스(Manas)

긍정적 신념과 철학은 건강한 삶의 핵심적인 요소다. 또한 이것은 긍정적인 마음을 창조하는 바탕이 된다. 민족시인 윤동주의 시 〈별 헤는 밤〉에 이런 시구가 나온다.

"나는 무엇인지 그리워 이 많은 별빛이 내린 언덕위에 내 이름자를 써 보고 흙으로 덮어 버리었습니다." 김춘수의 시 〈꽃〉에도 이름과 관련하여 "내가 그의 이름을 불러 주었을 때 그는 나에게로 와서 꽃이 되었다." 우리가 이미 잘 알고 있듯이 이름을 불러주기 전에는 하나의 몸짓에 지나지 않았던 것인데 이름을 불러줌으로써 비로소 꽃이라는 아름다운 존재가 된 것이고, 그 이름자를 흙으로 덮어버렸다는 것은 나라는 존재를 지워버렸다는 의미다.

우리들의 이름에는 이름을 지어주신 부모님의 긍정적 염원이 담겨있다. '쇠똥이', '개똥이' 등등 비천하게 들리는 이름도 마찬가지다. 고종황제의 어릴 적 아명이 '개똥이'였다고 한다. 귀한 이름에는 잡귀가 든다하여 '개똥이'라고 지어 불렀다고 한다. 잡귀를 얼씬거리지 못하게 하고픈 부모님의 염원이 그 이름에 담겨있었던 것이다. 어느 날 하루 출근길에 라디오 방송에서 들은 이야기가 오래도록 기억에 남는다.

긍정적 삶을 위해서 당신은 오늘 하루 어떻게 출발하십니까?
음악을 들으면서?

혹은 잠깐의 명상 후?

어쨌든 하루의 시작을 자신의 이름을 불러보면서 출발하는 것은 어떻겠습니까?

이름의 의미를 생각하는 것은 자신의 정체성, 우리가 이 세상에 온 이유를 기억하게 하는 의식이다. 이것이야말로 자신이 중요한 사람임을 자각하는 의식이고, 자기애(ego)의 출발이며, 우리의식의 '위대한 씨앗'에 물을 뿌리는 행위다. 내면에 존재하는 아름다운 가능성이자 마음의 위대한 씨앗인, 그 싹을 키우기 위해 없어서는 안 될 필수 영양소가 바로 긍정적인 삶의 철학과 신념이다. 긍정적인 사람들은 어려운 일을 당한 후에도 과거의 고통에 감사할지언정 결코 원망하거나 후회하지 않는다고 한다. 그들은 대부분 과거에 겪은 고통 덕분에 건강을 회복하고 일상의 귀중함과 행복을 깨달았다고 말한다. 곰곰이 살펴보면 우리 주변에는 이러한 사람들이 의외로 많다. 인간(man)이라는 용어는 마음을 뜻하는 산스크리트어 마나스(manas)에서 유래했다고 한다. 인간은 육체만으로 된 것이 아니고 마음과 함께 이루어져 있다는 의미다. 현실은 우리가 안고 있는 수많은 문제들에 대한 우리의 태도가 만든 결과다. 똑 같은 사건을 두고도 긍정적으로 반응하는 사람이 있는 반면 부정적으로 반응하는 사람들이 있다. 마나스(manas)는 곧 우리의 의식이며 이것이 우리의 인식과 행동을 결정한다. 마나스(manas)야 말로 엔트로피를 떨어뜨리는 정신에너지의 원천이다.

정신에너지는 엔트로피를 떨어뜨리는 양자에너지다

의식은 입지이자 에너지다. 심리학자인 칼 융은 마음은 물리계에서 사용되는 것과 똑같은 개념의 에너지와 같은 특성을 갖고 있기 때문에 '정신에너지'라는 용어를 사용했고 에르빈 슈레딩거는 앞에서 언급한대로 이것을 자유에너지라고 했다. 손에 생긴 물 사마귀의 원인은 인두유종 바이러스다. 피부 물사마귀는 심리요법만으로도 완치가 가능하다. 오로지 의식의 힘만으로 바이러스를 소멸시킬 수 있다는 것이다. 이를 암시요법이라고 한다. 피부 흑색종(melanoma)이나 신경섬유아세포종(neurofibroblastoma)에서도 이와 같은 암시요법이 효과가 있는 것으로 알려져 있다. 어떻게 이런 일이 가능할까? 정신에너지가 면역기능을 활성화시켰기 때문이다.

일상 속에서 맛보는 소소한 행복감은 가장 강력한 정신에너지의 원천이다. 에너지가 없으면 엔트로피를 떨어뜨릴 수 없고 질서를 유지할 수 없다. 정신에너지의 원천은 삶의 여정 속에서 경험하는 소소한 행복감이다. 세계적인 수학자이자 철학자인 하임 샤피라(Haim Shapira)는 행복은 주어지는 것이 아니라 삶의 여정에서 발견되는 것이라고 했다(하임 샤피라, 행복이란 무엇인가, 21세기 북스, 2013). 최대한 집중하여 행복을 발견하자.

　TV(EBS 2016.9.25. 10:30)에서 〈걸어서 세계 끝까지〉라는 프로그램을 통해 오지학교 탐험대의 히말라야 네팔 등반을 방송한 적이 있었다. 일반인에게 허용된 히말라야 등산 최종 목적지는 '안나푸르나' 베이스캠프까지인데 이 캠프는 해발 4130m에 위치하고 있다. 7일 동안 열심히 걸어야 도착할 수 있는 높고 험한 곳이다. 한 대원의 인터뷰 장면이 기억에 남는다. 이 대원은 목적지가 바라보이는 순간부터 내내 울면서 걸었다고 했다. 왜 울었냐고 했더니 "행복했어요!"라고 답했다.

　우리가 행복을 느끼는 것은 목적 달성 그 자체가 아니라 목적을 향해 가는 과정이라는 것을 다시 한번 깨닫는 순간이었다. 결과에 예속되어 과정의 의미를 소홀히 하면 결코 행복을 발견할 수 없다. 원하는 결과를 얻었다하더라도 행복감은 오래 가지 못한다. 행복감이 오래 지속되지 못하는 이유는 적응 때문이다. 이는 제2장 '마음의 회복탄력성을 갖자'에서 소개했듯이, 우리 인식의 범위 밖에 있고 나의 의지와 상관없이 이루어진다. 어떤 일로 생겨난 기쁨과 행복한 감정이 내 의지대로 영원히 지속되면 얼마나 좋겠는가. 다시 한번 강조하지만 삶의 여정에서 발견되는 소소한 행복의 중요성을 잊어서는 안 된다. 이것이 정신에너지의 원천이고 엔트로피를 떨어뜨리는 가장 훌륭한 양자에너지임을 꼭 기억하자.

기분이 태도가 되지 않아야
엔트로피가 낮아진다

- 정서적 우선주의(affective primacy)

모든 판단에는 감정이 우선한다

앞에서 설명했듯이 기분이 울적하거나 불쾌한 느낌이 들때는 빨리 몸을 움직여야 한다. 상황이 달라지겠지 하는 기대감으로 꼼짝하지 않고 가만히 있으면 부정적인 느낌은 부정적인 감정으로 발전한다. 불쾌한 느낌이 드는 것은 내면의 질서가 붕괴되고 있으니 '빨리 움직여라', '뭐든지 해봐'라고 뇌에서 보내는 신호다. 움직이다보면 마음이 안정되고 어느새 불쾌한 느낌은 사라진다. 물론 부정적인 감정이 생겼을 때 빨리 마음을 움직여 여기에서 저기로 옮길 수만 있다면 간단히 해결되겠지만 마음을 움직인다는 것은 오랜 수행자들에게도 그리 쉬운 일은 아니라고 한다. 어쨌든 부정적 감정이 너무 오래 우리를 지배하게 내버려둬서는 안 된다. 감정은 모든 것에 의미를 부여하고 우리의 판단과 행동을 지시한다. 부정적인 감정은 부정적인 방향으로 인간의 인식을 왜곡시켜 잘못된 판단을 하게 만들고 그 결과 해서는 안 될 행동까지 하게 되는 것이다. 정동(情動)은 쾌감, 불쾌감, 동요, 평온 같은 단순한 느낌이다. 감정(emotion)과는 다르다. 정동의 원인을 모른 채 정동을 경험할 경우 정동을 정보로 오인하여 심각한 결과를 초래하기도 한다.

일례를 들어보겠다. 2007년 7월에 이라크전쟁에서 전투헬리콥터를 타고 있던 한 미군 사수는 11명의 비무장 집단을 실수로 사살했다. 거기에는 로이터 통신사의 사진기자도 다수 포함되어 있었다고 한다. 조사결과 이 병사는 기자의 카메라를 적군의 대공무기로 착각한 채 무차별 사격을 가했던 것이다. 왜 이와 같은 실수를 범했던 것일까. 심리학에서는 이것을 정동실재론(情動實在論)으로 설명한다. 전투가 벌어지고 있는 위험한 상황에서 이 병사의 불안한 정동은 카메라 기자의 어깨에 멘 카메라를 휴대용 로켓발사기처럼 보이게 했던 것이다. 나도 비슷한 경험을 한 적이 있었다. 골프장에서 페어웨이를 벗어난 골프공을 찾으러 갔는데 거기에는 '뱀조심'이라는 푯말이 세워져 있었다. 바짝 긴장한 상태로 여기저기를 살피는데 갑자기 바스락거리는 소리를 내며 뱀이 지나가는 것이었다. 기겁을 하고 물러서는데 나와 함께 골프공을 찾고 있던 동료가 태연히 왜 그러느냐고 물었다. 방금 뱀이 지나가는 걸 보았다고 했더니, 동료는 내가 뱀을 본 그 자리에서 마치 뱀처럼 굽어진 나뭇가지를 들어 보이며 웃고 있었다. 내가 본 그것은 나의 정동이 만들어낸 나만의 뱀이었던 것이다.

우리는 보이는 대로 믿을 뿐이다

사람들은 흔히 내 눈에 보이는 것은 모두 사실이라고 믿는다. 그러나 그것은 크나큰 착각이다. 실험심리학의 창시자 빌헬름 분트(Wihelm Wundt)는 우리가 무엇을 보거나 인식하는 순간 그것에 대한 좋고 싫음을 어느새 느끼며, 때로는 그 대상이 무엇인지를 알기도 전에 그런 반응이 일어난다고 했다. 이를 분트의 '정서적 우선주의(affective primacy)'라고 한다. 이 순식간의 정서적 반응은 그 속도가 너무 빨라서 사물을 바라볼 때 우리 머리에 떠오르는 그 어떤 생각도 이것보다 빠르지는 않다. 이것이 나의 판단을 결정한다니 놀라운 일이 아닐 수 없다. 도덕 심리학자인 조너선 하이트(Jonatban Haidt)는 인간의 도덕적 판단조차도 감정이 우선한다고 보았다(조너선 하이트, 바른 마음, 웅진지식하우스, 2019). 사람들은 우리가 인식한 그것을 냉철한 합리적인 정보처리 장치를 바탕으로 정확하게 범주화한 뒤에야 그에 대한 판단과 반응을 보인다고 생각하지만 그것은 크나큰 오산이다.

세상은 우리가 믿는 대로 보일 뿐이다.

- 리사 F 배럿, 《감정은 어떻게 만들어 지는가?》, 생각연구소. 2017. -

정동실재론(情動實在論)이란 상황에 대한 믿음과 판단이 정동적 요소에 의해 결정되는 것을 말한다. 결국 인간의 마음은 자신이 인식하는 모든 것에 감정을 바탕으로 직관적으로 반응하며 이는 나의 사고와 곧 이어질 행동에 영향을 미친다. 상황판단이 그때의 기분에 의해 좌우된다면 큰 문제가 아닐 수 없다. 그러므로 불쾌감이 쉽게 가시지 않는다면 더 이상 기다리지 말고 빨리 몸을 움직여야 한다. 복잡하고 심오한 동작이 아니어도 가벼운 율동이나 걷기만으로도 충분하다. 만일 지금 뭔가 불쾌한 느낌이 든다면 조그만 차분히 걸어보라. 그러면 기분이 금세 바뀌는 것을 경험할 수 있을 것이다. 앞에서도 설명했듯이 움직이면 기분이 달라지는 것은 뇌는 우리 몸이 움직일 때마다 행복물질을 합성하여 이를 보상하기 때문이다. 이렇게 분비된 행복물질은 엔트로피를 떨어뜨리는 자유에너지를 만들어내고 건강에 해로운 물질도 중화시킨다. 여하튼 움직이면 보상이 따른다.

멈출 줄 알아야
제대로 걸을 수 있다

성인(聖人)은 만물이 공한 것임(諸法皆空)을 이미 깨달아
대상에 집착하지 않는다.
집착은 공한 것을 실제라 착각하는 망심(妄心)에서 비롯된다.
– 성현영 지음, 최진석·정지욱 옮김,《老子義疏》, 소나무, 2007. –

우리 마음이 어떤 대상에 집착할 때는 반드시 동요와 혼란
이 생기기 마련이다. 그리고 우리는 마음이 원래 그렇다는 것
을 쉽게 이해하지 못한다. 변화무쌍하며 예고도 없이 나타나
우리를 지배하는 것이 바로 마음이다. 그러므로 불가(佛家)에
서도 정념(正念), 침착(沈着), 지족(知足)을 선정수행의 기본으로
삼은 것이다. 우리가 다 아는 내용이지만, 불가(佛家)에서는 우

리의 마음을 어지럽히는 가장 큰 원인을 집착에 둔다. 어떤 상황에서든 삶을 이끄는 것은 우리의 마음가짐이다. 마음이 고요함을 상실하면 사리분간을 제대로 하지 못한다. 그래서 옛 어른들도 시험을 보거나 큰일을 도모할 때는 항상 마음을 차분히 할 것을 주문했다. 앞에서도 잠깐 언급했지만, 인디언들은 길을 가다 넘어지면 '잠깐 멈추기 위해서 넘어진 것이다'라고 넘어짐의 의미를 해석한다고 한다. 너무 바삐 가다보면 미처 영혼이 따라오지 못할까봐 멈춘다는 것이다. 우리말에도 '넘어진 김에 쉬어가라'는 격언이 있다.

흔히들 현대인을 아프리카 초원위에서 사자에 쫓기는 얼룩말에 비유하기도 한다. 뭔가에 쫓기다 보면 심리적 엔트로피는 증가하게 되고 그 결과 정신의 대역폭(mental bandwidth)은 좁아진다. 정신의 대역폭이 좁아졌다는 것은 자아기능이 그만큼 저하되었다는 것이다. 미국 텍사스 주 테일러 의대 교수인 닥터 레이클(Robert E. Rakel)은 자아기능을 향상시키기 위해서 잠깐 멈출 것을 제안한다. 멈춰야 영혼이 따라와 함께할 수 있고 정신의 대역폭이 원상태로 회복되기 때문이다.

건강한 삶을 살아가는 사람은 멈출 줄 아는 사람이다. 멈춤(止)이 있어야 마음이 고요해지고 지혜가 생겨난다. 인도에서는 원숭이 사냥을 할 때 빈 코코넛에 원숭이 손이 겨우 들어갈 만한 작은 구멍을 내고 그 속에 원숭이가 좋아하는 과자나 음식을 넣어 둔다고 한다. 원숭이가 음식을 꺼내기 위해 작은 구멍으로 손을 넣어 그것을 꼭 움켜지면 주먹은 코코넛 구멍을 빠져 나올 수 없게 된다. 이때 사냥꾼이 다가가 원숭이를 잡는다고 한다(장현갑, 스트레스는 나의 힘, 불광출판사, 2010).

사냥꾼이 다가오면 빨리 움켜진 주먹을 풀고 손을 꺼내 달아나야 할 텐데 움켜진 손을 놓지 못해 결국 잡히고 마는 것이다. 욕심을 내려놓지 못해 생긴 참변이다. 멈출 줄을 알아야 고요함을 회복할 수 있고, 고요함 속에서 정신의 대역폭이 넓어지며 거기에서 참된 지혜가 생겨난다. 성공에 너무 집착하면 불안한 마음이 생겨나서 결과는 오히려 실패로 끝나기 쉽다. 이것을 심리학에서는 '월렌다 효과'라고 한다. '월렌다'는 독일에서 태어나 6세 때부터 곡예를 시작한 고공 외줄타기 장인으로 전 세계에 이름을 날린 유명한 곡예사인데, 마지막 은퇴공연에서 딱 한 번의 실수로 목숨을 잃었다. 꼭 성공해야 한다는 심리적 압박으로 인해 뇌의 대역폭이 좁아졌기 때문에 발생한 피해갈 수 없는 참사였다.

사람들은 흔히 나이가 들어서도 망심에서 비롯된 집착을 쉽게 내려놓지 못한다. 심리적으로는 젊다고 생각하며 혹자는 이를 실제 나이로 착각하기도 한다. 그리하여 무엇이든 할 수 있다는 착각에 앞으로 내달리며 무모한 경쟁과 도전을 서슴지 않는다. 모두 집착에서 비롯된 것이다. 이것을 소위 '과잉긍정' 혹은 '무한긍정'이라 한다. 욕심만 앞서다보면 뇌의 대역폭이 좁아져 판단을 그르치기 일 수고, 엔트로피는 증가 속도는 가속된다. 뿐만 아니라 과잉긍정으로 인한 지나친 도전은 마음의 자유마저 제한한다. 나이가 들어서도 내달리는 것을 멈추지 않으면 자칫 황혼녘의 평화와 여유를 대가로 지불해야 할지도 모른다.

죽기 전에 꼭 하고 싶은 목록을 우리는 '버킷리스트'라고 한다. 버킷리스트란 원래 킥 업 버켓(Kick the Bucket)에서 유래한 용어다. 교수형에 처해진 죄수가 죽기 전에 양동이를 찬다는 대서 유래된 것이다. 양동이에는 무엇이 들어 있었을까. 죄를 짓게 만든 헛된 욕망과 집착이 아니었을까. 버킷리스트는 60대 은퇴자들이 주로 작성한다고 한다. 버킷리스트에는 죽기 전에 반드시 내려놓아야 할 것들도 포함되어야 할 것이다. 노을 진 들녘이 평화롭고 여유로운 것은 모든 것을 내려놓았기 때문이다.

부록

저(低) 엔트로피적인 삶을 향한

동양의 가르침

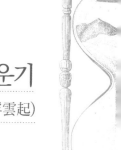

생야일편부운기
(生也一片浮雲起)

生也一片浮雲起(생야일편부운기)

死也一片浮雲滅(사야일편부운멸).

浮雲自體本無實 (부운자체본무실)

生也去來亦如然 (생야거래역여연).

태어남은 한조각 구름이 일어남이요,

죽음은 한조각 구름이 사라짐일 뿐이다.

뜬 구름 자체가 본래 실체가 없나니

태어나 가고 옴도 역시 그러할 뿐이다.

고려시대 나옹(懶翁)선사의 누님이 쓴 한시 '부운(浮雲)'의 일
부다. 삶은 한조각 구름과 같아서 잠시 현상으로 머물다 사라

진다는 내용이다. 모든 현상은 상호작용의 결과이고 불가(佛家)에서는 이것을 연기(緣起)라 한다.

> 연기(緣起)하는 모든 것은 공(空)한 것이어서 하나의 현상으로서만 존재한다. 아무것도 독립된 본질로 존재할 수 없어 안정되고 불변하는 '나'라고 할 만한 알맹이(自性)가 없다. 그럼에도 우리는 자성 없이 공한 현상(幻)을 실재 존재로 받아들이고 이것을 세상의 참 모습인양 믿고 산다.
>
> － 홍창성, 《미네소타주립대학 불교철학 강의》, 불광출판사, 2019. －

불가(佛家)의 연기법(緣起法)에 의하면 이것이 있으므로 저것이 생겨나고 이것이 사라지면 저것 또한 사라진다. 연기법을 좀 더 구체적으로 설명하자면, 산소와 수소의 관계 속에서 물이 생겨난다. 물과 따뜻한 공기가 만나면 수증기가 생기고, 수증기는 다시 창공의 찬 공기를 만나 한조각 구름이 된다. 다시 구름과 구름이 만나면 음과 양의 전하(電荷)가 생겨나고, 음전하와 양전하의 상호작용으로 번개가 번쩍이고 천둥이 친다. 수증기도 현상이요 구름도 현상이며 물도 수소와 산소가 연기(緣起)하여 생겨난 하나의 현상일 뿐이다. 불가에서는 모든 존재를 연기하여 생겨난 하나의 현상으로 본다. 인간의 삶도 인연의 조건이 작동되어 한조각 구름처럼 일어나는 '생야일편부운기(生也一片浮雲起)'요, 물같이 바람같이 구름처럼 사라지는 '사야일편부운멸(死也一片浮雲滅)', 즉 하나의 현상에 불과한 것이다. 공간 속의 입자들은 자유로이 돌아다니다가 서로 부딪치고 서로 밀치고 서로 당기기도 한다. 이 중 시절인연이 닿는 것만 서로 연기(緣起)하여 원자는 분자가 되고 분자는 물체가 되어 잠시 현상으로 머물다 사라진다. 이것이 세계의 짜임이고 실재다.

> 사실 우리가 경험하는 실재세계는 이것을 구성하는 적소들을 조합하여 뇌가 우리의 머릿속에서 구성해낸 것이다. 뇌가 만들어낸 일종의 디지털 환상(幻像)세계를 우리는 실재라 여기며 살아간다. 지금 경험하고 있는 자연풍경도 뇌라는 컴퓨터가 구성한 내 머리 속의 풍경이 자연이라는 화면 위에 비춰진 것이다.
> – 카를로 로벨리, 《보이는 세상은 실재가 아니다》, 쌤앤파커스, 2020. –

빛이 어떤 물체에 반사되어 감각기관인 눈에 전달되면 뇌의 시각피질에 있는 여러 뉴런들은 있지도 않은 선들을 만들어내고, 서로 연결하고 점을 찍어 형체를 만들어 낸다. 사진, 영화 책 등에서 얻은 과거의 경험이나 이미 습득한 이것들에 대한 개념은 현재 나의 감각에 의미를 부여하고, 찰나적 순간에 여러 가지 시뮬레이션을 통해 가장 합당한 물체를 구성해 낸다. 지금 내 눈앞에 보이는 풍경은 바로 그렇게 탄생한 것이다. 이렇게 뇌는 빛, 진동, 냄새 등 외부정보와 이미 습득한 여러 가지 개념을 바탕으로 하나의 상(像)을 만들어내고 우리는 그것을 실재라 여기는 것이다. 뇌가 사물과 세상을 구성하는 과정은 우리 인식의 범위 밖이다. 내 눈에 보이는 세상은 환상일 뿐 본질은 볼 수도 없고 보이지도 않는다.

> 우리가 경험하는 다양한 세계는 외부로부터 우연히 입력된 감각정보와 이미 습득한 개념을 바탕으로 뇌가 구성한 것을 마치 영사기의 필름이 화면에 펼쳐진 것처럼, 세상이라는 화면에 펼쳐놓은 것이다. 우리가 경험하는 색과 소리는 실제로 외부에 있지 않다. 색은 빛의 파장이고 소리는 공기의 진동일 뿐이다. 색과 소리는 모두 마음의 상이고 뇌가 구성한 환상(幻像)이며, 이 것의 근본 요소는 우리의 의식이다. 칸트는 우리가 아는 것은 현상뿐이라고 했고, 물자체인 본체는 영원히 우리의 인식범위를 넘어선다고 했다.
>
> – 피터 러셀,《과학에서 신으로》, 북하우스 퍼블리셔스, 2017. –

뇌에서 일어나는 이 작은 마술 혹은 속임수의 작동원리를 '시뮬레이션'이라 부른다. 시뮬레이션은 시각적인 것일 수도 있고 청각적인 것일 수 도 있다. 색, 소리, 냄새, 음식의 맛, 촉감 등도 모두 시뮬레이션의 결과다. 시뮬레이션은 뇌가 세상에서 일어나는 일을 추측하는 과정이다. 이 과정은 자동적이고 반사적이다. 우리는 매순간 눈, 귀, 코 등의 감각기관을 통해 들어오는 잡다하고 애매모호한 정보에 둘러싸여 있다. 하지만 뇌는 과거 경험을 바탕으로 가설을 세우고 의미를 부여하고 중요한 것은 선택하고 나머지는 무시한다.

1990년 후반 시뮬레이션의 발견은 심리학과 신경과학을 새로운 시대로 이끌었다. 과학적 증거를 통해 밝혀지고 있듯이 우리가 보고 듣고 맛보고 냄새 맡는 것은 대부분 세계에 대한 반응이 아니라 세계에 대한 시뮬레이션이다. 시뮬레이션은 지각의 공통 메커니즘일 뿐만 아니라 모든 정신활동의 기본 모드다. 뇌는 감각을 시뮬레이션 할 때마다 뇌는 신체의 자동적인 변화를 준비시키며 이것은 다시 우리의 느낌을 변화시킨다. 사물에 대한 시뮬레이션은 우리가 가지고 있는 각각의 사물의 개념에 기초한다. 개념을 바탕으로 이런 저런 것들을 함께 묶고 또 다른 것들은 떼어 놓는다. 이런 개념들에 기초해 눈앞에 보이는 흙더미를 어떤 것은 산으로 지각하고 다른 것은 언덕으로 지각한다. 개념들은 감각의 의미를 추측할 때 사용하는 기본 도구다. 개념을 통해 공기압력의 변화에 의미를 부여하고 어떤 것은 음악으로 어떤 것은 무질서한 잡음으로 듣게 된다. 살아있는 매 순간 우리의 뇌는 개념을 사용해 바깥세계를 시뮬레이션한다. 개념이 없으면 구성하지 못하고 뇌에서 구성되지 않으면 경험하지 못한다. 개념을 바탕으로 뇌가 수행하는 시뮬레이션은 자동적이고 우리가 눈치 채지 못하기 때문에, 보고 듣는 것들이 우리 뇌가 구성한 것이라고 생각하기 어렵다. 이처럼 인간의 뇌는 실재를 창조할 수 있는 능력을 지니고 있다. 빛의 파장을 색으로, 공기의 압력변화는 소리로 창조한다. 뇌는 빛의 파장과 공기의 압력을 색과 소리로 바꿔놓는 마술을 부린다. 우리는 그 마술에 속아 환상을 실재처럼 여긴다.

자연을 과학적 언어로 표현하는 것이나 물리적 실재에 대한 깨달음을 시적은유로 표현하는 것이나 형식만 다를 뿐 본질은 조금도 다를 바가 없다. 색즉시공(色卽是空)이요 공즉시색(空卽是色)이다. 모든 것이 연기하여 생긴 공한 현상(色卽是空)일 뿐이고 나의 의식이 만들어낸 환상일 뿐이다. 생야일편부운기(生也一片浮雲起)는 삶의 허망함을 말하고자 하는 것이 아니다. 한조각 구름처럼 모든 것이 공한 환상임을 깨달아 집착에서 벗어나라는 것이다. 집착에서 벗어나는 것이 고통에서 벗어나는 길이기 때문이다. 집착은 엔트로피를 가속시키는 최대 주범이다.

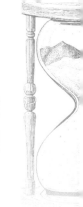

지관겸수(止觀兼修)
정혜쌍수(定慧雙修)

지관겸수에서 지(止)는 마음의 번뇌를 멈추는 것을 의미하고 관(觀)은 자신의 진정한 마음을 관찰하는 것을 말한다. 겸수란 이 둘을 동시에 닦으라는 의미다. 정혜쌍수도 지관겸수와 같은 의미로 선정(禪定)과 사물의 본질을 파악하는 지혜(智慧)를 함께 닦아 수행해야함을 의미한다.

정(定)을 성취했다는 것은 마음이 고요해지고 안정되었으며, 마음에 따라붙은 여러 부수적인 현상들을 통일시키고, 행복해지고 평온해지며, 힘차게 될 전망을 활짝 열어젖혔다는 것을 뜻한다. -중략- 그러나 이것만으론 충분한 것이 아니다. 바른 지혜만이 번뇌의 잠재적 성향을 뿌리 채 뽑아낼 수 있다. 왜냐하면 번뇌를 구성하는 일습 중 가장 기본적 요소이자 다른 요소들을 키우고 자리잡아주는 것이 바로 무지인 바, 지혜가 바로 그 무지를 치료하는 약이기 때문이다.

-비구 보디, 전병재 옮김, 《팔정도》, 고요한 소리, 2009.-

하루 단 1분만이라도 자신의 마음을 고요히 관찰해 본 적이 있는가. 느낌과 감정, 혹은 이런 저런 심리현상과 생각으로 우리는 자신의 마음을 경험한다. 그중에서도 느낌과 감정은 대표적인 마음의 표상이다. 좋다, 나쁘다, 불안하다, 우울하다, 등등. 그런데 마음만큼 의지대로 되지도 않으면서 변화무상한 것이 또 있을까. 이것은 우리 모두가 익히 잘 알고 있을뿐더러 잠깐만 마음을 관찰해도 곧 경험하게 되는 사실이다. 괴로운 마음은 빨리 벗어나고 싶어도 의지와는 정반대로 더 오래 머무는 법이고, 즐거운 마음은 오래 지니고 싶어도 잠깐 머물다 사라진다. 그러나 의지대로 되지 않는다 하더라도 마음은 흐르는 물과 같아서 곧 무상(無常)해 지기도 한다. 무상한 탓에 굳게 마음 챙김을 하지 않으면 고요했던 마음은 곧 다시 분잡해지기 일쑤다. 마음이 고요하지 못하면 체내 열운동이 증가하고 엔트로피는 가속된다.

여러 차례 언급했듯이 뇌는 빛 진동 냄새 등 정보의 파편에 의존하여 현재 내가 경험하는 느낌과 감정 같은 우리의 마음을 구성한다. 그러나 우리가 마음을 구성하는 방식은 어느 정도 뇌에 정해져 있는데 그것은 한 개인의 가치관이나 신념 혹은 이미 습득한 개념이나 과거의 경험 등이다(리사 F. 배럿, 《감정은 어떻게 만들어 지는가》, 생각연구소 2017). 특히 심리적이나 육체적으로 심한 상처를 받았던 과거의 경험은 괴로운 마음을 구성하는 주된 요인이 되기도 한다. 물론 인생의 크고 작은 부침에도 굳게 평정심을 유지하는 사람도 있지만, 과거의 상처가 만들어낸 고통 속에서 상당기간 허우적거리는 사람도 있다.

매년 10월 10일은 세계 정신건강의 날이다. 이날은 정신질환의 예방과 치료는 물론이고 정신건강의 중요성을 환기하기 시키기 위해서 제정된 날이다. 정신건강에 수반되는 제반 문제를 해결하기 위해서는 정신질환의 예방과 치료를 위한 정책도 중요하지만, 보다 중요한 것은 이날 하루만이라도 우리 스스로가 자신을 돌아보며 고요히 침잠(沈潛)하는 마음의 시간을 가지는 것이라 생각한다. 조그만 더 마음에 신경을 쓰고 마음에 투자한다면 우리는 좀 더 행복해질 것이 분명하며, 또한 우리자신을 새롭게 바라보고 우리를 괴롭히는 무상한 감정으로부터도 좀 더 자유로워 질 것이기 때문이다. 앞장에서 소개했듯이 불가(佛家)에서는 선정수행(禪定修行)을 하는 사람들이 꼭 지켜야할 의무가 3가지 있는데 정념(正念), 침착(沈着), 그리고 지족(知足)이 그것이다. 정념이란 마음을 관찰하고 세상에 대한 욕심과 싫어하는 마음을 버리고 분명하게 마음을 챙기며 머무는 것을 말한다.

> 바른 마음챙김(正念, mindfullness)이야말로 마음의 고요와
> 평화를 지키는 유일한 방법이다.
> — 각묵 스님, 《초기불교입문》, 초기불전 연구원, 2017. —

우리 마음이 어떤 대상에 집착할 때는 반드시 동요와 혼란
이 생기기 마련이다. 그리고 우리는 마음이 원래 그렇다는 것
을 쉽게 이해하지 못한다. 변화무쌍하며 예고도 없이 나타나
우리를 지배하는 것이 바로 마음이다. 그러므로 정념(正念), 침
착(沈着), 지족(知足)을 선정수행의 기본으로 삼은 것이다. 우리
가 다 아는 내용이지만, 불가(佛家)에서는 우리의 마음을 어지
럽히는 가장 큰 원인을 갈애(渴愛)에 둔다. 갈애란 '목이 말라
물을 찾듯이 범부가 몹시 삼독(三毒)과 오욕(五慾)에 집착하는
것을 말한다. 갈애하는 마음이 있으면 번뇌와 망상이 일어나
고 번뇌 망상은 사람의 정신과 기운을 흐리게 하며 마침내 진
기가 말라서 병을 얻을 수 있다.'라고 네이버 백과사전에 쓰여
있다. 이것이 마음의 성질이다. 그러므로 어찌 마음을 마주하
는 일은 소홀히 할 수 있겠는가.

어떤 상황에서든 삶을 이끄는 것은 우리의 마음가짐이다.
마음이 고요함을 상실하면 사리분간을 제대로 하지 못한다.
그래서 옛 어른들도 시험을 보거나 큰일을 도모할 때는 항상

마음을 차분히 할 것을 주문했다. 앞에서도 언급했지만, 인디언들은 길을 가다 넘어지면 '잠깐 멈추기 위해서 넘어진 것이다.'라고 넘어짐의 의미를 해석한다고 한다. 너무 바삐 가다 보면 미처 영혼이 따라오지 못할까봐 멈춘다는 것이다. 우리 말에도 '넘어진 김에 쉬어가라'는 격언이 있다. 느낌(受)과 인식(想) 등 기타 마음상태를 구성하는 것이 바로 우리의 영혼이다. 영혼이 따라오지 못하면 어떻게 될까. 영혼이 없으면 마음상태가 어지러워진다. 감정조차 왜곡되고 감정이 왜곡되니 사리판단이 흐려질 수밖에 없다. 감정은 모든 것에 의미를 부여하고 우리의 행동을 명령한다. 이것이 앞장에서 설명한 정동실재론(情動實在論)이다. 왜곡된 감정으로 괴로워하고 잘못된 행동으로 후회하다가 심지어 병을 얻기도 한다. 멈춰 세워야 한다. 멈춰야 영혼이 따라와 함께할 수 있기 때문이다. 미국 텍사스 주 테일러 의대 교수인 닥터 레이클(Robert E. Rakel)은 왜곡된 현실을 바로 잡기위해서 잠깐 멈출 것을 제안한다. 다시 한번 강조하지만 멈춰야(止; pause) 영혼이 따라와 함께 할 수 있다. 그래야 비로소 내면에 일어난 현상(presence)을 정확히 볼(觀) 수 있고 바로잡을 수 있다. 그런 다음 나아가는 것이다(proceed). 지관겸수(止觀兼修)와 정혜쌍수(定慧雙修), 이것이 바로 멈춤을 통한 자가 치료(self-treatment)의 기본 메커니즘(3P)이다.

건강한 삶을 살아가는 사람은 멈출 줄 아는 사람이다. 멈춤

(止)이 있어야 마음이 고요해지고 지혜가 생겨난다. 멈춤을 통해 스스로를 치료한다. 멈출 줄 모르면 열운동은 증가하고 엔트로피는 가속된다. 하루 단 5분만이라도 멈춰서(止) 고요히 (定) 마음을 관찰하자.

화광동진(和光同塵)
좌예해분(挫銳解粉)

화광동진(和光同塵)은 '마음의 회복탄력성을 갖자!'에서 소개했듯이 《도덕경》 제4장에 나오는 노자의 말씀이다. 성인(聖人)은 비록 천상에서 추락하여 세속에 처한다 할지라도 자신의 눈높이를 현실에 맞춤으로써 아무리 사소한 것이라 할지라도 귀하게 여기고 감사할 줄 안다는 것이다. 긴 인생을 살아가다 보면 예기치 않게 여러 가지 어려운 현실에 처하기도 한다. 그러나 우리는 현실을 받아들이고 현실에 적응해야 삶을 영위할 수 있다. 이유야 어찌됐든 현재 처한 상황이 어려워졌다면 과거에 연연하지 말고 현실을 있는 그대로 받아들이고 그것에 눈높이를 맞추어야 한다. 그렇게 해야 비애에 함몰되지 않고 어려움을 극복할 수 있다. 이것이 바로 화광동진(和光同

塵)의 참 뜻이다. 좌예해분(挫銳解粉) 역시 《도덕경》 56장에 나오는 노자의 말씀으로 성인은 모든 것이 공(空)한 것임을 깨달아 집착하지 않는다. 집착은 망심(妄心)이고 지옥은 망심(妄心)에서 비롯된다. 집착하지 않으므로 나아감이 그치고 망심 또한 사라진다는 의미다.

> 挫其銳(좌기예), 解其粉(해기분)
> 나아가는 것을 그치게 하고, 분노를 해소시켜 준다.

'제3장(멈출 줄 알아야 제대로 걸을 수 있다)'에서 언급했듯이 사람들은 나이가 들어서도 망심에서 비롯된 집착을 내려놓지 못한다.

욕심만 앞서다보면 엔트로피는 증가하고 건강상의 많은 문제가 유발된다. 뿐만 아니라 과잉긍정으로 인한 지나친 도전은 마음의 자유마저 제한한다. 나이가 들어서도 내달리는 것을 멈추지(挫銳) 않으면 자칫 황혼녘의 평화와 여유를 대가로 지불해야 할지도 모른다. 노을 진 들녘이 평화롭고 여유로운 것은 나아감을 멈추었기 때문이다.

집착은 공한 것을 실제라 착각하는 망심(妄心)에서 비롯된다. 성인(聖人)은 연기(緣起)하는 모든 것이 공(空)이라는 사실에 통달하고, 망심이 실제로 있는 것이 아니라는 사실을 체득하였기 때문에, 마음속에 품고 있는 사념이나 뜻을 풀어헤쳐 분노나 어리석음을 파괴한다.

- 성현영 지음, 최진석·정지욱 옮김, 《老子義疏》, 소나무, 2007. -

앞에서도 설명했듯이, 빛이 사물에서 반사되어 인간 뇌의 시각피질에 있는 뉴런들을 자극하면 뇌의 시각피질에 존재하는 신경세포들은 있지도 않은 선들을 만들어내고 서로 연결하고 점을 찍어 형체를 만들어 낸다. 이것이 바로 내가 현재 내가 경험하는 사물이고 풍경이다. 본다는 것은 빛을 지각하는 것이다. 색은 빛이라는 전자기파의 주파수(진동의 속도)이다. 빛의 파동이 더 빨리 진동하면 빛은 더 파랗게 되고, 조금 더 느리게 진동하면 빛은 더 붉어진다. 우리가 지각하는 색은 서로 다른 주파수의 전자기파를 식별하는 우리 눈의 수용체가 생성해 낸 신경신호의 심리 물리적 반응이다. 사물은 내 의식의 형태일 뿐이다(피터 러셀, 과학에서 신으로. 북하우스 퍼블리셔스 2017).

대상에 집착하여 앞으로 내달리지 않아야 분을 해소한다. 좌예해분(挫銳解粉)은 '저엔트로피'적인 삶을 살아가기 위해서 꼭 기억해야 될 성현의 말씀이다.

반야중관(般若中觀)과
팔정도(八正道)

> 이것이 있으므로 저것이 생겨나고 저것이 사라지면 이것 또한 사라진다. 유무상생(有無相生)이 끊임없이 반복되며 아무것도 그 스스로 존재할 수 없어서 안정되고 불변하는 '나'라고 할 만한 알맹이(自性)가 없다. 자성(自性)없이 현상(幻)으로서만 존재하니 모든 것이 공(空)한 것이다. 그러나 공한 것이라 하여 완전히 없는 것이 아니라 현상으로 존재하니 공은 곧 색인 것이다.
> – 홍창성, 《미네소타주립대학 불교철학 강의》, 불광출판사, 2019. –

색즉시공 공즉시색(色卽是空 空卽是色), 오랜 세월 널리 회자되고 있는 반여심경의 이 구절은 불교사상의 기본적 교의 가운데 하나다. 우리가 실재라 여기는 일체 현상은 모두 인연의

206

조건들이 작동되어 형성된 것이기 때문에 조건이 변하면 현상은 사라지고 만다. 그러나 우리는 연기의 결과로 생긴 공한 현상(幻)을 추호의 의심 없이 진실된 본 모습인양 받아들인다. 색즉시공 공즉시색(色卽是空 空卽是色)이라는 반야경의 공(空) 사상을 논리적으로 증명하는 것이 바로 반야중관이며 반여중관을 '중관학' 혹은 '중관논리'라고도 한다(김성철,《공과 윤리-반야중관에 대한 오해와 이해》. 도서출판 오타쿠, 2021). 연기(緣起)는 이미 상식이 되어버린 과학법칙이다. 앞에서도 언급했듯이 우리가 매일 매일 경험하며 실재라 여기는 현실세계는 사실 온갖 개념을 바탕으로 우리의 마음이 구성해낸 환상(幻想)에 불과하다. 색즉시공(色卽是空)인 것이다.

앞에서도 언급했듯이 인간의 뇌는 감각기관으로 전해지는 빛, 진동, 냄새, 촉감, 등 감각정보에 의존하여 현재 내가 경험하는 세계를 구성한다고 했다. 감각이 도달하지 않는 사상(事象)들에 대해서는, 가령 외부 세계에 존재하고 있어도 우리는 그것을 경험할 수 없다. 감각이 도달하지 않으면 뇌가 그것을 구성할 수 없고, 뇌가 구성하지 않으면 볼 수도 없고, 들을 수도 없고, 맛볼 수도 없다. 우리는 매 순간 감각기관을 통해 들어오는 잡다하고 모호한 정보와 이미 습득한 개념을 바탕으로 내가 보는 세상을 구성한다. 개념을 바탕으로 구분 짓고 개념들에 기초해 눈앞에 보이는 흙더미를 어떤 것은 산으로 지각하고 다른 것은 언덕으로 지각한다. 개념을 통해 공기압력의 변화에 의미를 부여하고 어떤 것은 음악으로 어떤 것은 무질서한 잡음으로 듣게 된다. 뇌가 수행하는 이 과정은 자동적이고 우리가 눈치 채지 못하기 때문에 보고 듣는 것들이 우리 뇌가 구성한 것이라고 생각하기 어렵다.

팔정도는 중도(中道)이자 중용(中庸)이다

색즉시공 공즉시색(色卽是空 空卽是色)이라는 불교의 공사상을 논리적으로 증명하는 방법이 반야중관이었다면, 팔정도는 깨달음을 현실에서 실현하고자 하는 불교수행의 실천체계다. 흔히 불가에서 도(道)를 닦는다고 할 때 이 도는 팔정도를 의미한다. 팔정도는 연기의 통찰에 바탕을 두고 바른 견해, 바른 사유, 바른 말, 바른 행위, 바른 생계, 바른 전진, 바른 마음챙김, 바른 삼매라는 여덟 가지 도를 실천하는 것이다. 이것을 통해 제법(諸法)이 공한 것임을 인식수준을 넘어 철저하게 깨달아야 고(苦)를 멸진시킬 수 있다는 것이다. 팔정도를 흔히 중도(中道)라고 하는데 중도란 팔정도를 수행함에 있어 극도의 고행이나 쾌락을 지양하라는 의미에서 고락중도(苦樂中道)를 말하고, 사고(思考)의 영역에서는 단멸론(斷滅論)이나 상주론(常住論)과 같은 극단적인 사고방식을 제거하라는 의미에서 사상적 중도인 단상중도(斷常中道) 또는 유무중도(有無中道)를 말한다. 여기서 중은 단순히 중간을 뜻하는 것이 아니고 유무의 양극단을 여읜 것을 뜻한다(김성철, 《공과 윤리-반야중관에 대한 오해와 이해》, 도서출판 오타쿠, 2021).

유무의 양극단을 여읜다는 것은 모든 것이 연기의 결과 생겨난 공한 것이지만 없다고는 할 수 없기 때문이다. 이것을 중도라고 설명하고 있는 것이다. 팔정도는 고통이 인간의 욕구에서 오는 것임을 알고 그것을 놓아버리기 위해 최선을 다해 실천하는 정신적 수련이다. 정신적 수련이므로 몸은 그 바탕이 되어주어야 한다. 그러므로 육체는 잘 보살펴서 건강하게 유지해야 한다.

고통으로부터 최종적으로 해방되기 위해서는 무명(無明)을 제거해야 한다. 무명을 제거하려면 명(明)의 본질 즉 사물을 연기법에 입각해서 받아들이는 것이다. 이것이 바른 인식이고 지혜다. 지혜는 우리 마음이 만든 환상에 구애되지 않고 사물을 연기에 입각해서 파악하는 일을 가능하게 해준다. 지혜란 사물의 궁극적 본질에 대해 확연한 앎이므로 이는 단순히 학습에 의해 얻어 질 수 있는 것이 아니다. 일련의 조건을 갖춤으로써 지혜는 생겨나게 되는데, 이 조건들이란 심적 요소들로서 특정 목적지로 뻗어있는 행로, 즉 도정이라 부를 수 있는 체계적 구조를 이루는 의식의 구성요소들이다. 여기서 말하는 목적지는 고의 종식이고 거기에 이르는 길이 팔정도이다.

– 비구 보디, 전병재 옮김, 《팔정도》, 도서출판 초롱, 2009. –

팔정도를 통해 깨달음에 이르고 깨달음을 통해 팔정도를 실천한다. 그리고 마침내 고(苦)를 멸진시킨다. 다음 내용은 보디 스님이 쓰고 연세대 인문대학장을 역임하신 전병재 교수가 번역한 《팔정도》(도서출판 초롱. 2009)를 항목별로 간단히 요약한 것이다. 보디스님은 뉴욕 출신으로 클레어몬트 대학원에서 철학박사 학위를 취득 후 불법을 수행했으며 스리랑카 불교 교단에서 사미계와 비구계를 받은 큰 스님이다. 그는 주요 경전 네 권과 그 주석서들의 번역을 포함한 불교에 관한 많은 글을 남기기도 했다.

1) 바른 견해(正見)

쾌락을 탐닉하고 헛된 욕구에 집착하는 불건전한 마음상태는 잘못된 견해가 가장 큰 요인으로 작용한다. 연기하는 모든 것이 공한 것임에도 영원한 실재라 여기며 집착한다. 고통은 여기에서 생겨난다. 이것을 아는 것이 바른 견해(正見)다. 바른 견해가 생기면 팔정도의 수행길에 들어서게 되고, 이 수행이 무르익으면 지혜의 문이 저절로 열려서 진리를 꿰뚫게 되고 마음을 고의 굴레로부터 해방시킨다.

2) 바른 의도(正思)

팔정도의 두 번째 항목은 바른 의도다. 감정적 선호가 견해에 영향을 미치고 견해는 감정적 선호를 결정한다. 그래서 깊은 숙고를 통해 존재의 본질을 꿰뚫는 바른 견해를 얻고, 탐구를 통해 그런 견해를 확인하게 될 때 가치체계가 재구성된다. 가치체계가 재구성되면 새로운 시각이 생기고 이 새로운 시각에 상응하는 목표 쪽으로 마음이 움직이게 된다. 이것이 바른 의도(正思)다. 바른 의도에는 3가지가 있는데 욕심 놓음의 의도, 선의의 의도, 해치지 않으려는 의도가 바로 그것이다. 의도란 생각을 말한다. 생각은 말과 행동에 방향을 지시한다, 의도가 발라야 행위도 올바를 수 있다. 여기에 있어서 탐욕과 성냄은 쉽게 다스려지지 않는 가장 무서운 적이다. 그러나 팔정도의 개발이 시작되는 순간부터 바른 견해와 바른 의도는 힘을 합쳐 탐욕과 성냄을 약화시키기 시작한다. 탐욕과 성냄은 욕구를 행복에 이르는 수단이라고 착각하기 때문이다.

3) 바른 말(正語), 바른 행위(正業), 바른 생계(正命)

바른 말, 바른 행위, 바른 생계는 팔정도를 계, 정, 혜로 나눌 때 그 첫 번째인 계(戒)에 해당한다. 이 계행은 다른 수행의 성공을 위해서 필수적이며 모든 팔정도 수행의 기반이 된다. 특히 바른 말은 언어로 의사를 소통하는 인간에게 실로 중요하다. 바른 말이란 부정적인 접근법으로 설명하자면 첫째, 거짓말을 해서는 안 된다. 거짓말은 다시 거짓말을 낳게 되고 결국 나와 내가 속한 사회를 무너뜨린다. 진실된 말을 하는 것이야말로 나와 내가 속한 사회를 지켜내는 것이다. 적개심과 분열을 조장하는 말도 해서는 안 되고, 거친 말 쓸데없는 말도 삼가 해야 된다. 바른 말(正語)을 하지 않으면 결국 내 마음에 번뇌로 돌아온다. 바른 행위란 불선한 행위를 삼가는 것을 의미한다. 살생, 도둑질, 불륜한 성행위 등이 여기에 해당한다. 바른 생계라는 것은 문자 그대로 올바른 방법으로 생계를 꾸려야 된다는 것이다. 부를 축적함에 있어서도 합법적이고 정직하게 얻어야지 사기나 속임수로 얻어서는 안 되며, 남에게 해나 고통을 끼치지 않는 방법으로 얻어야 한다.

4) 바른 노력(正精進), 바른 마음 챙김(正念), 바른 집중(正定)

위의 3가지 항목은 마음을 고요한 그리고 또렷한 상태에서 관(觀)하도록 훈련시킨다. 아무리 희미한 수준일지라도 통찰이 섬광을 발휘하려면 동요와 산만함이 제거되어 집중을 이룬 마음이 바탕이 되어야 하기 때문이다.

이상으로 팔정도의 각 항목을 대략적으로 살펴보았다. 앞에서 언급했듯이 팔정도는 중도다. 중도는 유교의 중용(中庸)하고도 그 내용이 크게 통한다. 동양의 유학자들은 중용을 삶의 중심에 두고 어떻게 인간의 욕망을 조절할 지를 고민하였다. 그리고 욕망을 이성으로 조절하고 매순간 최적의 삶을 사는 것이 중용이라 여겼다. 어떤 상황이든 극단에 치우치지 않고 최선을 다하는 것이 중도요 중용인 것이다. 비록 우리가 팔정도와 중용이 요구하는 바를 모두 충족시키지 못한다고 하더라도 인내심을 가지고 조금이나마 노력을 기울인다면 잘 못된 생활방식은 물론이고 극단적인 사고방식을 개선하고 순 화시키는 데에 큰 도움을 줄 것이다. 중도(中道)와 중용(中庸)이 야 말로 우리 몸속 엔트로피의 증가 속도를 줄이는 최적의 선 택이며, 저엔트로피적인 삶의 전형이 아닐 수 없다.

　　해질녘 서출지에는 늘 바람이 분다. 녹슨 연잎 위에 떨어진 백일홍 꽃잎들이 먼지처럼 바람을 타고 날아간다. 소멸해가는 바람의 끝자락을 따라서 다시 새로운 바람이 불어온다. 바람이 지날 때마다 연못에서 나고 자란 것들이 바스락거리며 말라간다. 잔물을 헤적이던 남실바람도 꽃향기를 실어오던 실바람도 나뭇잎을 흔들며 지나가던 한여름의 산들바람도 모두가 잠시 한 과정이었던 것이다. 모두가 그리움이었고 꽃이었었던 것이다. 연잎들이 선 자리에서 느릿느릿 말라간다. 서출지에는 빠르게 일어선 것들은 빠르게 말라가고, 느릿느릿 일어선 것들은 느릿느릿 말라가간다. 천년고도 경주의 남산 위에 노을이 걸렸다. 노을의 진한 향(香)이 가을바람을 타고 내려온다. 청둥오리 한 쌍이 산 그림자와 함께 서출지에 내린다. 느티나무 정자아래에서 정지된 모습으로 앉아있던 노인들도 바람을 따라 하나 둘 텅 빈 집으로 돌아간다. 노을빛이 아득할수록 남산은 더욱 선명하게 서출지에 내려앉는다.

뒤돌아보면 해질녘 서출지의 풍경처럼 모두가 잠깐 동안의 과정이었다. 잠깐 동안의 과정이기 때문에 소중하고 아름다운 것이다. 신이 인간을 부러워하는 이유도 인간의 삶이 잠깐 동안의 과정이기 때문이라고 한다. 지나온 세월은 아득히 강물처럼 흘러갔다. 어떤 날은 봄 햇살의 제비꽃 같았고, 어떤 날은 겨울 강가의 조약돌 같았다. 오르다 말라버린 넝쿨은 회한(悔恨)이었고 한여름의 벌레 소리는 그리움이었다. 바닥짐을 가득 실은 배가 파도에 흔들리지 않듯, 회한과 고통, 슬픔과 그리움, 따뜻했고 추웠던 순간들은 내 삶의 바닥짐이 되어주었다. 그 무거운 바닥짐을 안고 이제 나는 어디쯤 흘러 왔을까.

내 인생의 가을이 되어서야 비로소 풍경도 늙어감을 알았다. 인적 드문 들길은 좁아진 채로 앙상하게 굽어지고, 흔적만 남은 오솔길들이 하나 둘 소멸하고 있다. 만추의 노변(路邊)에는 달빛 따라 피어난 은빛 억새가 바람을 따라 출렁인다. 올해도 그 곁에는 하얀 구절초가 피어났다. 억새가 피면 구절초도 피어나고 억새가 지면 구절초도 진다. 모두가 하나인 것이다. 출렁이는 억새 위로 가을의 빛들이 쏟아진다. 산정(山頂)에서 시작된 소슬바람이 출렁이는 은빛을 몰고 들판 저편을 향해 불어간다. 봄꽃처럼 억새도 절정의 순간 소멸할 것이다. 연두로 물결치는 봄의 절정이 그러했고 한 여름 무성했던 녹음은 영원할 것만 같았다.

겨울이 되어서야 겨우 집필을 마쳤다. 멀리 창밖으로 보이는 겨울 산의 능선은 노을로 가득했고, 노을로 물든 능선과 짙게 그늘진 계곡이 묘한 대비를 이루며 겨울의 적막감을 더하고 있었다. 능선에 걸린 노을은 곧 다가올 소멸을 예감했음인지 그 표정은 깊고도 고요했다. 한 무리의 바람이 지날 때마다 낙엽을 끝낸 나목들이 이리저리 흔들린다. 바람은 모두 냉기를 품었을 것이다. 결실을 맺은 채 쓸쓸히 말라버린 들판이 그저 안쓰러울 뿐이다.

글을 쓰는 내내 허덕거렸다. 서둘지 말고 쉬엄쉬엄하라는 아내의 조언과 격려가 있었다. 덕분에 게으른 몸을 달래가면서 겨우겨우 썼다. 이미 누구나 잘 알고 있는 건강상의 여러 내용을 엔트로피와 결부시켜 중언부언하였다. 널리 양해를 구한다.

2024. 11.

김 문 찬

제1장

1. 제레미 리프킨, 이창희 옮김, 《엔트로피》, 세종서적, 2019.

2. 에르빈 슈레딩거, 전대호 옮김, 《생명이란 무엇인가-정신과 물질》, 궁리출판, 2017.

3. 모토카와 다쓰오, 이상대 옮김, 《코끼리의 시간, 쥐의 시간》, 김영사, 2023.

4. John R speakman. Body size, energy metabolism and life span. J Exp Biol. 2005 may; 208(Pt 9).

5. John R Speakman, Cplin Selman, Jane S McLaren, E Jean Harper. Living fast, dying when? The link between aging and energetics. J Nutr. 2002 Jun;132(6 Suppl 2).

6. 랜덜프 네스, 조지 윌리엄즈, 최재천 옮김, 《인간은 왜 병에 걸리는가》, 사이언스 북스, 2014.

7. 프레드 아들러, 김세영 옮김, 《삶의 의미》, 부글북스, 2017.

8. Christine B. Ambrosone, PhD1; Gary R. Zirpoli, PhD2; Alan D.

Hutson, et al. Dietary Supplement Use During Chemotherapy and Survival Outcomes of Patients With Breast Cancer Enrolled in a Cooperative Group Clinical Trial (SWOG S0221). Journal of Clinical Oncology. December 19, 2019

제2장

1. Madhuri Tolahunase, Rajesh Sagar, and Rima Dada, "Impact of Yoga and Meditation on Cellular Aging in Apparently Healthy Individuals: A Prospective, Open-Label Single-Arm Exploratory Study" Oxidative Medicine and Cellular Longevity Volume 2017, Article ID 7928981, 9 pages

2. Divya Krishnakumar, Michael R Hamblin, and Shanmugamurthy Lakshmanan. "Meditation and Yoga can Modulate Brain Mechanisms that affect Behavior and Anxiety-A Modern Scientific Perspective" Anc Sci. 2015 April ; 2(1): 13–19

3. 데이비드 이글먼, 전대호 옮김, 《더 브레인: 삶에서 뇌는 얼마나 중요한가?》 (주)북하우스 퍼블리셔스, 2018.

4. D.O. Hebb, "Emotion in man and animal: an analysis of the intutive processes of recognition,"psychological Review53(1946):88

5. 대니얼 웨그너, 커트 그레이, 최호영 옮김, 《신과 개와 인간의 마음》 p238, 청림출판, 2018.

6. 노먼 도이지, 장호연 옮김, 《스스로 치유하는 뇌》, 도서출판 동아시아 2018.

7. Wendy Moyle, Cindy Jones, GDipPsych, BA (Psych), BB Toni Dwan, Tanya Petrovich, "Effectiveness of a Virtual Reality Forest on People With Dementia": A Mixed Methods Pilot Study. The Gerontologist, Volume 58, Issue 3, June 2018, Pages 478–487.

8. 칼 세이건, 김명남 옮김, 《코스모스》, 사이언스북스, 2013.

9. 포리스터 카터, 조경숙 옮김, 《내 영혼이 따뜻했던 날들>, 아름드리미디어, 2019.

10. 리사 펠드먼 배럿, 최호영 옮김, 《감정은 어떻게 만들어 지는가?》, 생각연구소, 2017.

11. 서은국, 《행복의 기원》, 북이십일21세기북스, 2014.

12. 성현영, 《老子義疏, 도교,불교와 만나다》, 최진석,정지욱 옮김, 소나무, 2007.

13. 켄 윌버, 김철수 옮김, 《무경계》, 정신세계사, 2011.

14. 앤 드루얀, 김몀남 옮김, 《코스모스: 가능한 세계들》, 사이언스 북스, 2020.

15. 프리초프 카프라, 이성범, 김용정 옮김, 《현대물리학과 동양사상》, 범양사, 2006.

16. 《이상지질혈증 진료지침 제5판》, 한국지질.동맥경화학회, 아카데미아, 2022.

17. 마크 맨슨, 한재호 옮김, 《신경끄기의 기술》, 갤리온, 2017.

18. 김문찬, 《나비효과와 건강제3판》, 고려의학, 2017.

19. Cheng Wand, Yang Zhao, Qianqi Hong, etc,. The association between blue light exposure and incidence of type 2 diabetes: A prospective study of UK biobank. Environ Res, 2023 Dec27:118070

제3장

1. Hirsh, J. B et al. Psychological entropy: a framework for understanding uncertainty-related anxiety. Psychol Rev:119(2):304-20).

2. Gisele Gotardi, John van der Kamp, Martina Navarro, et al. The influence of anxiety on visual entropy of experienced drivers. Publication History, 15 June 2018.

3. 안토니오 다마지오, 김린 옮김, 《데커르트의 오류》, 눈출판그룹, 2017

4. 에모토 마사루, 지호진 옮김, 《물은 답을 알고 있다》. 더난 출판사, 2008.

5. 마이크 비킹, 정여진 옮김, 《휘게 라이프(Hygge Life), 편안하게 함께 따뜻하게》, 위즈덤하우스, 2016.

6. 하임 샤피라, 정지현 옮김, 《행복이란 무엇인가》, 21세기 북스, 2013.

7. 노먼 도이지, 장호연 옮김, 《스스로 치유하는 뇌》, 도서출판 동아시아 2018.

8. Sonja Aalbers, Laura Fusar‑Poli, Ruth E Freeman, Marinus Spreen, Johannes CF Ket, Annemiek C Vink, Anna Maratos, Mike Crawford, Xi‑Jing Chen. Music therapy for depression. Cochrane Database Systematic Reviews. November, 2017

9. Thompson, W. F., Schlaug, G. The healing power of music. Scientific American Mind(2015), 26(2), 32-41

10. 리사 펠드먼 배럿, 최호영 옮김, 《감정은 어떻게 만들어 지는가?》, 생각연구소, 2017.

11. 수전 데이비드, 이경식 옮김, 《감정이라는 무기》, 북하우스, 2017.

12. 조너선 하이트, 왕수민 옮김, 《바른 마음》, 웅진지식하우스, 2019.

13. 홍창성, 《미네소타주립대학 불교철학 강의》, 불광출판사, 2019.

14. 카를로 로벨리, 김정훈 옮김, 이중원 감수, 《보이는 세상은 실재가 아니다》, 쌤엔파커스, 2020.

15. 피터 러셀, 김유미 옮김, 《과학에서 신으로》, 북하우스 퍼블리셔스, 2017.

16. 달라이 라마, 하워드 커틀러, 류시화 옮김, 《달라이 라마의 행복론》, 김영사, 2002.

17. 각묵스님, 《초기불교입문》, 초기불전 연구원, 2017.

18. 성현영, 《老子義疏 도교, 불교와 만나다.》, 최진석, 정지욱 옮김, 소나무, 2014.

19. 제레미 리프킨, 이창희 옮김, 《엔트로피》, 세종서적, 2019.

20. 프리초프 카프라, 이성범, 김용정 옮김, 《현대물리학과 동양사상》,

범양사, 2017.

21. Weinmann Sandra, Tanaka Luana Fiengo, Schauberger Gunther, et al. Breast Cancer Among Female Flight Attendants and the Role of the Occupational Exposures: A Systematic Review and Meta-analysis. Journal of Occupational and Environmental Medicine 64(10):p 822-830, October 2022.

22. 비구 보디 지음, 전병재 옮김, 《팔정도》, 도서출판 초롱, 2009.

23. 최진석, 《생각하는 힘 노자 인문학》, 위즈덤 하우스, 2000.

24. 앤 드루얀, 김몀남 옮김, 《코스모스: 가능한 세계들》, 사이언스 북스, 2020.